AF609701

RECHERCHES HISTORIQUES

SUR LES

GRANDES ÉPIDÉMIES

QUI ONT RÉGNÉ A NANTES

DEPUIS LE VIe JUSQU'AU XIXe SIÈCLE,

PAR

Le Docteur G. LE BORGNE,

Membre de la Société Académique.

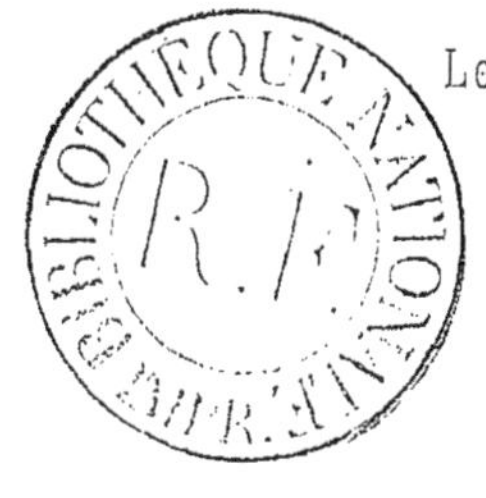

NANTES
IMPRIMERIE WILLIAM BUSSEUIL
RUE SANTEUIL, N° 8.
1852.

RECHERCHES HISTORIQUES

SUR LES

GRANDES ÉPIDÉMIES

QUI ONT RÉGNÉ A NANTES.

Plusieurs historiens, et particulièrement mon confrère et ami le docteur Guépin, avaient présenté quelques tableaux sur les épidémies qui ont régné à Nantes ; mais comme ils ne traitaient pas ce sujet d'une manière spéciale, ils durent se borner à quelques considérations générales...... Pénétré de l'importance de ce travail, je m'y consacrai, et je regardai comme un objet de recherches curieuses d'étudier dans le passé les formes de ces grandes épidémies, leur influence sur la santé des populations, les mesures que leur opposa la civilisation et l'action qu'elles eurent sur le moral des hommes.

Ces recherches sont divisées en deux parties.

Dans la première, retraçant le tableau de ces grandes

épidémies que les historiens nantais ont désignées sous la dénomination générique de *pestes*, j'en ai recherché les causes et fait connaître les moyens qui ont été mis en usage, à différentes époques, pour les combattre et pour s'en préserver...

Envisageant ces tristes temps, où au règne du fléau succède la guerre ; à la guerre, la famine ; à la famine, l'épidémie, — j'étudie les rapports qui pouvaient exister entre les maladies qui décimaient alors Nantes, et les influences matérielles et morales qui devaient les faire naître ou augmenter leur intensité...

Mentionnant aussi certaines maladies de la peau qui ont existé jusqu'au XVIe siècle, je rappelle les mesures de rigueur que la peur de la contagion dictait à l'ignorance barbare de cette époque contre les malheureux qui en étaient atteints ; et, suivant la marche progressive des connaissances humaines, je fais voir Nantes qui se délivre des *pestes* à mesure qu'avance la civilisation.

La deuxième partie est intitulée : *le Typhus à Nantes en* 93.

C'est un triste épisode de la vie de Nantes que l'histoire de cette épidémie qui moissonna tant de monde, et qui disputa à Carrier une partie des nombreuses victimes qu'il avait vouées à la mort !...

Ce tableau est sombre ; cette page de l'histoire de Nantes met à nu la position malheureuse dans laquelle elle se trouva placée.... Forteresse de l'Ouest, au milieu de la Vendée, elle résistera aux efforts réunis, aux attaques réitérées de l'armée royaliste, et elle ne saura se préserver de la maladie épidémique qui l'a décimée !... De pauvres prisonniers, dénués de tout, couchés sur la terre, et jetés les uns sur les autres dans des cachots infects, vont trouver la mort à laquelle ils sont voués en entrant dans ces lieux insalubres ; de braves militaires, entassés dans des hôpitaux, y seront atteints du *typhus* et trouveront, dans ces asiles consacrés au soulagement, des causes de destruction.... Pourquoi ? Parce que, uniquement occupée de l'ennemi qui combat les armes à la main, Nantes ignore qu'elle renferme dans son sein des causes de mort bien autrement puissantes que le fer des Vendéens !

CONSIDÉRATIONS GÉNÉRALES.

Les épidémies, ces maladies qui traduisent en quelque sorte, par leur fréquence et leur gravité, les divers degrés d'ignorance et de superstition où sont encore plongés les peuples ; ces calamités qui déciment, presque en même temps et dans le même lieu, un grand nombre de personnes de tout sexe, de tout âge et de toute qualité, le pauvre accablé de misère et le riche environné de toutes les aisances de la vie, éclatent tout-à-coup au milieu d'une province, d'une ville, d'un établissement public, et apparaissent de temps à autre, comme un avertissement, aux sociétés humaines, pour qu'elles recherchent et détruisent les grandes influences de mort qui existent encore dans leur sein.

Quoiqu'il règne une grande obscurité sur les causes qui donnent naissance à quelques épidémies, on sait que ces causes existent ou dans les hommes eux-mêmes ou dans les lieux qu'ils habitent, ou dans l'air qu'ils respirent, ou dans les aliments dont ils font usage, ou dans les influences météorologiques, et que ces maladies générales se déclarent principalement — là où de grandes agglomérations d'hommes traînent à leur suite la misère, et toutes les causes de débilitation possible ; — là où le pays est insalubre ; — là où manquent les récoltes ; — là où gouvernent des administrateurs inhabiles et insouciants ; — là où règne un excès de population relativement aux moyens d'existence dont elle jouit ; — là où le peuple est misérable ; — là enfin où manquent les lumières et la liberté !... C'est l'Egypte esclave et superstitieuse décimée par la peste ; c'est l'Irlande pauvre et ignorante ; c'est l'Italie et ses principautés sans esprit public, et où les fièvres promènent sans cesse leurs ravages, où l'on rougit de voir, à notre époque, transformées en vastes et horribles foyers d'infection les côtes si belles, si riches de l'Adriatique et de la Méditerranée... et, en remontant dans le passé, — c'était le moyen-âge étendant sur l'Europe son vaste réseau féodal, marchant escorté de la dévastation et de la guerre intestine, forçant les populations à se presser dans d'étroites murailles, et y renfermant avec elles les épidémies les plus meurtrières ; — c'étaient la guerre et la famine jonchant de cadavres la surface du royaume, et l'agriculture négligée transformant la plupart des provinces en de vastes marécages ; — c'étaient les villes entourées de fossés, où les eaux croupissaient ; les rivières, inondant les cités, baignant les cimetières et remuant ces débris de matière animale en putréfaction ; les pluies dégradant et ouvrant les sépultures où les cadavres n'étaient recouverts que de quelques pouces de terre, séjournant dans des rues non pavées, et détrempant ces amas prodigieux d'immondices que le manque de réservoirs rendait si abondants.

Les hommes, en détruisant les causes d'insalubrité qui existaient autrefois, ont fait cesser ou rendues moins meurtrières les grandes épidémies qui effrayèrent les siècles passés ; et si l'Europe est moins affligée de ces grandes calamités dont nous entretiennent les historiens, c'est à l'élargissement des rues, au nettoiement et à l'entretien de la voie publique, à l'isolement des sépultures, au dessèchement des marais, etc., à des connaissances hygiéniques plus répandues enfin, que nous devons ces bienfaits. A mesure que l'ignorance à fait place aux lumières que répandirent sur toute l'Europe les connaissances physiques et chimiques, on a vu disparaître un grand nombre d'affections qui étaient entretenues par des causes locales ; et la civilisation a eu une action tellement appréciable, que l'on peut dire que c'est à elle que l'on doit le perfectionnement de la santé publique, puisque la mortalité a toujours marché en raison directe de la misère, de l'ignorance, et qu'elle marche encore de nos jours, dans les diverses classes de la société, en raison inverse du dégré d'aisance dont elles jouissent... Oui, la mortalité, dans une contrée, est d'autant moindre que son état social est à un plus haut dégré de perfectionnement, et les maladies épidémiques et contagieuses sont d'autant plus fréquentes que le pays qu'elles ravagent est moins civilisé...

Dans la vie des populations qui nous ont précédé, les grandes épidémies ont eu une influence remarquable, et qui, cependant, n'a pas assez fixé l'attention des historiens. Les maladies qui naissaient des nombreuses causes d'insalubrité, celles que la contagion portait partout, ont eu, par exemple, sur le moral des hommes du moyen-âge, une action qui les a entraînés vers les idées religieuses.

Ces idées, poussées jusqu'à la superstition, ont donné lieu à des affections bizarres caractérisées par une grande exaltation mystique ; ces idées, les portant vers l'intolérance et le fanatisme, les ont conduits, comme nous le verrons plus loin, à des actes cruels envers des hommes qui professaient une autre religion et qu'ils accusaient d'être la cause des fléaux qui décimaient alors le monde entier... Mais si ces grandes calamités entraînèrent les populations vers les idées mystiques, elles eurent aussi une influence évidente sur la dépravation des mœurs. Dans ces tristes temps, la vie paraissait si courte que l'on s'empressait de jouir des heures qui devaient bientôt finir... L'égoïsme, qui efface tous les sentiments de la nature, et qui, dans ces temps d'épidémie, faisait à l'époux fuir le lit de son épouse, au père celui de ses enfants mourants, fut aussi une des plaies morales qu'entraîna l'apparition de ces terribles fléaux.

Nantes n'a pas eu toujours l'aspect qu'elle offre aujourd'hui. Ses belles rues, ses places grandes et régulières, ses larges quais, ses somptueuses demeures n'existent, pour ainsi dire, que d'hier... Naguère, sans cesse menacée par des ennemis, exposée aux invasions des peuples barbares, assiégée par les rois de France et d'Angleterre, agitée par des guerres intestines, cette ville était entourée de remparts et de fossés pour la mettre à l'abri des attaques imprévues ou des coups de main qu'elle avait sans cesse à redouter. Resserrée, pressée par cette ceinture de pierres dont l'élévation était d'une indispensable nécessité pour la sécurité des habitants, Nantes se trouvait placée dans les conditions les plus défavorables d'insalubrité. L'air qui stagnait ainsi sans circulation dans ses ruelles fétides, véritables foyers d'infection, recevait encore des principes délétères de l'Erdre sur les bords marécageux de laquelle la ville était assise et dont les eaux croupissantes dans les douves de la cité laissaient échapper des effluves bien nuisibles à la santé, principalement à la fin de l'été lorsque l'eau de ces fossés avait été évaporée par la chaleur du soleil.

Que de progrès depuis dans l'hygiène publique ! Les rues mieux percées, plus larges, n'arrêtent pas la circulation de l'air ; — les maisons, mieux aérées, sont moins humides ; — les inhumations des corps ne se font plus dans les églises et dans de nombreux cimetières renfermés dans l'intérieur de la ville ; ces lieux lugubres et malsains, ornés des ossements dont on se plaisait à les décorer, ont disparu et ont été changés en des places ouvertes à un air pur et à un commerce actif; —on ne voit plus de disettes, de famines; — les habitants ont acquis une plus grande aisance, leur alimentation est meilleure ; leurs vêtements plus commodes, plus salubres... La civilisation a opéré tous ces miracles, et Nantes, ainsi que les autres villes d'Europe, a vu cesser, à mesure que les lumières se sont répandues, les graves épidémies qui la décimaient avant et pendant le moyen-âge ; et si, d'après les historiens, l'Europe a éprouvé quatre-vingt-dix-sept maladies pestilentielles depuis le commencement de notre ère jusqu'en 1680, quatorze durant le XVIIe siècle et huit dans le XVIIIe siècle, on ne saurait mettre en doute l'influence de la civilisation sur la diminution des épidémies.

L'homme peut donc modifier quelquefois les influences qui agissent sur lui d'une manière fâcheuse ; éclairé par l'hygiène, il peut donc assainir des lieux insalubres ?

Oui sans doute, et si nous voulions citer des exemples frappants de ce que peut l'homme sur la vie de l'homme, ils ne nous manqueraient pas ; il nous suffira de mentionner la diminution progressive qu'a subi la mortalité dans les prisons de l'Europe depuis un demi-siècle..... Si les épidémies sont moins générales, moins meurtrières, c'est donc aux bienfaits de la civilisation que nous en sommes redevables ; c'est aux moyens de santé et de conservation qu'elle nous procure aujourd'hui que nous devons attribuer cet avantage. Que penser alors de ceux qui regrettent le passé ? ne doit-on pas les laisser se plaindre du présent, ingrats qu'ils sont des bienfaits qu'ils en reçoivent !

Si, envisageant ce sujet sous un point de vue plus général, je leur dépeignais, dans les temps d'épidémie, les villes d'Europe en proie à toutes les calamités : la disette forçant les habitants à se nourrir avec des substances malsaines ; les rues et les places jonchées de cadavres que l'on jette par les fenêtres ; les enfants à la mamelle gémissant dans leur berceau auprès du cadavre de leur mère ; le deuil général ; la peur de la contagion étouffant tous les sentiments de la nature : ces tableaux sans doute ne seraient pas vrais pour eux, ou plutôt ils mettraient, comme au temps du moyen-âge, sur le compte de la vengeance divine, les maux que l'ignorance et la superstition engendraient dans ces malheureuses cités... Oui, s'il y avait encore des hommes assez aveugles pour douter de bonne foi des progrès et des avantages de la civilisation, qu'ils lisent les historiens qui ont tracé le tableau des épidémies qui, dans les siècles passés, ravagèrent une partie de l'Europe, et pendant lesquelles les malades étaient abandonnés de leur famille, et dépouillés, vivants encore, par ceux-là même qui avaient mission de les soigner.

Qu'ils interrogent ceux qui ont vu, chaque année, la variole, l'une des plus effrayantes et des plus meurtrières épidémies, exercer ses ravages, — ils sauront que tous apportaient pour ainsi dire en naissant une tache originelle qu'il leur fallait laver ; que chacun, ainsi que le dit notre confrère le docteur Mahot dans des considérations pleines d'intérêt sur cette maladie ; que chacun, dis-je, devait, à un âge plus ou moins avancé, prendre part au combat à mort que cette terrible épidémie venait livrer dans sa ville ou dans son village, et que si, parfois, il en revenait vivant, souvent aussi il en sortait mutilé, défiguré, et la peau criblée de cicatrices indélébiles et difformes...

A ceux qui croiraient présenter une objection en nous énumérant les ravages que le choléra-morbus a fait dernièrement, nous répondrions qu'ils ignorent sans doute les grandes mortalités que les fréquentes et terribles épidémies d'autrefois ont déterminées dans notre France. Le choléra, d'ailleurs est-il né dans nos pays, sous l'influence de causes locales? Non assurément ; il nous est arrivé nous ne savons par quelle voie ; mais ce qu'il y a de positif, c'est qu'en Europe l'influence des localités est nulle sur son apparition. Je ne dis pas sur son intensité, car l'on sait que plus il a trouvé les lieux insalubres, plus il y a exercé de ravages. Personne n'ignore aussi que c'est sur les indigents, et parmi les plus misérables, c'est-à-dire sur les classes qui participent le moins aux avantages de la civilisation, qu'il a le plus frappé...

Qu'on ne traite donc pas de vaniteuses illusions les améliorations hygiéniques amenées par les perfectionnements de la civilisation ; car on ignorerait les grandes mortalités des temps antérieurs dues à des causes locales, influences que nous avons déjà mentionnées, et dont nous ferons ressortir les effets dans tout le cours de ces *recherches*.

Terminons ces généralités par un fait bien important, parce qu'il renferme un enseignement directement utile, une leçon dont l'application est aisée, c'est la diminution de fréquence et d'intensité des épidémies par les progrès de la civilisation et par les connaissances plus répandues de l'*hygiène publique*. Faisons des vœux pour que cette grande vérité soit mise à profit, autant qu'il est possible, par les gouvernements, par les administrations, et par tous ceux que leur position appelle à travailler au bonheur des hommes.

PREMIÈRE PARTIE.

CHAPITRE I.er

De la nature des maladies épidémiques que les historiens ont désignées sous la dénomination générique de pestes. — De la première peste qui apparut dans le monde.

I.

Depuis les temps les plus reculés, et jusqu'au XVIIe siècle, Nantes a été fréquemment décimée par des épidémies et des maladies contagieuses, désignées sous la dénomination générique de *pestes*. Quelle était la nature de ces maladies ? Ces pestes successives ont-elles été identiques entre elles, ou a-t-on entendu sous ce nom des affections différentes? Les maladies que les historiens nantais ont appelé *pestes*, présentaient-elles réellement les symptômes qui caractérisent cette affection, ou ce mot servait-il à désigner une épidémie grave?... Il nous serait bien difficile de décider cette question, si nous ne savions que, de toutes les épidémies dont le lugubre souvenir s'est conservé chez les peuples, la peste d'Orient est celle qui a gravé les impressions les plus terribles et les plus durables ; qu'après avoir étendu plusieurs fois ses ravages sur tout le globe, son nom seul, métaphoriquement employé d'âge en âge pour qualifier les grandes calamités publiques, s'offre à nous comme une tradition, comme un écho fidèle des frayeurs et des désastres que cette maladie causa aux générations passées.

Il nous a été impossible, faute de renseignements suffisants, de retracer une histoire de la plupart de ces épidémies désignées sous le nom de *pestes* qui ont régné à Nantes. Nous avons trouvé des documents historiques qui apprennent bien l'époque à laquelle ces épidémies ont éclaté, leur durée, leur intensité, et quelquefois des évaluatious du nombre de personnes qui y ont succombé, et surtout les démonstrations religieuses de la ville et du clergé pour arrêter le fléau et appaiser le ciel ; mais nous n'avons pu lire de détails médicaux, et si nous ne possédions pas un rapport d'un docteur-régent de l'École de Médecine de Nantes, sur les malades qu'il vit pendant l'épidémie de 1602, nous n'aurions aucune preuve positive de l'apparition à Nantes de la véritable peste, la peste d'Orient..... Elle régnait cependant en Europe dans les temps anciens, comme nous le prouvent les ouvrages de quelques historiens qui ont décrit ses caractères principaux, en mentionnant les bubons aux aînes, aux aisselles..... Grégoire de Tours, entr'autres, l'appelle la maladie inguinaire, et il raconte les ravages qu'elle fit en Touraine..... Il ajoute qu'elle fut apportée d'Espagne à Marseille par un navire en 583; qu'elle devint si funeste pour cette ville que son enceinte fût convertie en un vaste tombeau, et que la récolte manqua, faute de cultivateurs. Suivant le même historien, la peste parcourut la France jusqu'en 590 et dépeupla Paris.

II.

Parmi les opinions qui ont été émises sur l'origine de la peste, admettrons-nous celle de Pariset, et dirons-nous avec ce savant médecin que ce fut en 542 de l'ère chrétienne que ce fléau apparut pour la première fois dans le monde; que la peste sortit de l'Egypte; que, dans sa marche progressive à travers les peuples, elle a déployé le caractère des maladies transmissibles; qu'elle se répandit en Europe par les voies de la guerre et du commerce; que son origine, dans l'Egypte, doit être attribuée à la putréfaction des corps, qui ne sont plus embaumés comme dans l'antiquité, mais déposés négligemment à quelques pieds au-dessous du sol ou dans des caveaux mal clos..... Dirons-nous, au contraire, avec Papon et Lassis, que la peste s'est manifestée partout où se sont trouvées des causes puissantes d'insalubrité, qu'il y ait eu ou non communication entre ces pays et ceux d'où on l'a supposée venir; que cette maladie était très fréquente à Rome, dans des temps où cette ville n'avait absolument aucun rapport avec l'Egypte? Mais, étaient-elles bien de véritables pestes, ces maladies qui ont été mentionnées avant 542 par les historiens? Ne doit-on pas admettre avec plus de raison que la *petite vérole*, le *typhus* et les fièvres intermittentes ont régné fréquemment dans ces temps reculés, et que, sous le nom de *pestes*, les historiens ont désigné des affections tout-à-fait différentes?..... On comprendra facilement l'importance de cette distinction; car si l'on ne peut prouver que la véritable peste, la peste à bubons, ait régné en Europe avant 542, époque de son apparition en Egypte, on admettra alors avec assez de vraisemblance que toutes les vraies pestes qui ont sévi à Nantes, comme dans les autres villes de l'Europe, ont été transmises du foyer général : l'Egypte. Les épidémies, certes, devaient être fréquentes dans les temps antérieurs à 542, car alors toute l'Europe était plongée dans les ténèbres de la barbarie; l'agriculture y était négligée; partout on y trouvait des eaux marécageuses; les guerres y étaient presque continuelles et elles y entretenaient la dévastation la plus affreuse..... Mais rien ne nous prouve que l'épidémie que faisait naître cet état de choses fut la *peste*, puisque nous n'avons vu nulle part de description exacte de cette maladie avant l'an 542, alors que les sciences et les arts florissaient en Egypte.....

Bientôt les situations changèrent dans ce pays : de sages usages de salubrité relatifs aux inhumations furent abandonnés. La croix montée sur le trône, le système des sépultures fut renversé. Ce qu'un zèle inconsidéré faisait faire depuis longtemps à Rome, à Constantinople et dans les autres villes principales, malgré les défenses réitérées des empereurs, on le fit en Egypte : les corps des martyrs et ceux des fidèles furent enterrés dans l'intérieur des églises et des monastères, dans l'enceinte et aux portes des villes, dans les maisons particulières, comme le font encore les Coptes d'aujourd'hui, enfin dans les environs des villages et toujours à une petite profondeur, afin de préserver ces corps des atteintes du Nil. En un mot, tout le système des sépultures fut renversé; on cessa d'embaumer les animaux et les hommes; leurs restes corrompus firent désormais partie du sol habité, et c'est ainsi, dit le docteur Pariset, que, de la plus dangereuse des innovations, est venue dans le monde la plus dangereuse des maladies.

CHAPITRE II.

Epidémie. — Travaux hydrauliques de Saint-Félix, évêque. — Sa mort. — Peste. — Nonnichius, évêque de Nantes, ordonne des prières. — Cessation de la maladie. — Miracle de Nonnichius.— Famine. — Les mères égorgent leurs enfants. — On viole les tombeaux. — Pierre de Dreux change le lit de l'Erdre. — Epidémie. — Les lépreux à Nantes.

III.

La première peste dont les annales de Nantes fassent mention est rapportée à l'an 583 de l'ère chrétienne... Mais, cette grande épidémie que mentionnent les historiens, était-elle bien la peste? Ce qu'il y a de positif, c'est que Grégoire de Tours parle, dans son livre *De Miraculis sancti Martini*, livre IIIe, chapitre 34, d'une maladie qu'on appelait *lues cùm vesicis, pusula, pusulæ ou pustulæ*, qui régna en France, pour la première fois, en 580. Il résulte de la description qu'elle n'était autre chose que la *petite vérole.*

Grégoire de Tours perdit, par cette maladie, deux enfants qu'il chérissait; il ajoute : « En ce même temps, Dagobert et Clodebert, fils de Chilpéric et de Frédégonde, en moururent aussi..... Austregilde, surnommée *Bobile*, femme de Gontrand, roi de Bourgogne, en fut attaquée. Se voyant près de mourir, elle voulut entraîner après elle ses deux médecins, Nicolas et Donat, disant qu'elle aurait eu quelqu'espoir de vivre encore si ces deux médecins n'eussent pas abrégé ses jours par leurs médicaments, et qu'elle voulait qu'aussitôt après qu'elle aurait rendu le dernier soupir, ils eussent la tête tranchée. Le roi fit exécuter rigoureusement cet ordre barbare. »

Saint-Félix, évêque de Nantes, à qui on attribue le canal qui porte son nom et plusieurs autres travaux hydrauliques, fut attaqué de l'épidémie et mourut.... Les tertres qu'il fit faire le long de l'Erdre, les fossés qu'il fit combler pour détourner, resserrer, grossir les eaux, durent améliorer l'état hygiénique de Nantes; et en rendant plus navigable l'Erdre, qui n'était alors qu'un marais et dont les eaux stagnantes chargeaient l'air d'effluves dangereuses, il a rendu, probablement sans le savoir, de grands et réels services à la santé publique.

IV.

En 589, à la suite de la guerre, la famine désola Nantes; une grande sécheresse fit périr les bestiaux, et la peste se déclara... Travers ajoute que l'évêque Nonnichius ordonna des processions, enjoignit de ferventes prières, l'abstinence, le jeûne et l'aumône : Dieu écouta, dit-il, un peuple qui réclamait son assistance avec un cœur aussi contrit, et le mal contagieux cessa.

S'il faut en croire les chroniques de l'époque, Nonnichius faisait même des miracles, puisque l'an 591, où il alla à Tours pour la fête de la Saint-Martin, il obtint de Dieu, à l'intercession du saint, le parfait rétablissement d'un nommé Baudégésille, paralytique, qu'il avait amené avec lui... Quelques-uns, ajoute Travers, pensent qu'il était son fils, et d'autres, seulement son domestique.

V.

La famine, qui forçait les habitants à se nourrir de substances malsaines, était alors une cause fréquente d'épidémie... Dans ces temps de luttes où les seigneurs, portant le fer et la flamme sur les terres de leurs voisins, arrachaient leurs sujets à l'agriculture, les champs restaient improductifs, et l'affreuse disette, prélude des grandes mortalités, ne tardait pas à se montrer... La Bretagne, en **1161**, avait été réduite aux plus grandes privations... Les historiens rapportent que des mères égorgèrent leurs enfants, et que l'on viola des tombeaux pour se nourrir de cadavres nouvellement enterrés... Les guerres qui existaient à cette époque, la disette et l'ouverture des tombeaux suffisent, on le croira sans peine, pour rendre compte de l'apparition d'une malanie épidémique, surtout si l'on se représente Nantes, dans les temps anciens, avec toutes les conditions d'insalubrité qu'elle recelait dans son sein.

VI.

En 1222, une épidémie se déclara à Nantes. La famine qui régnait dans cette ville depuis deux années, et les travaux que fit exécuter Pierre de Dreux, duc de Bretagne, sont pour nous des causes auxquelles il faut rapporter la maladie qui sévit à cette époque... Par les ordres de ce prince, deux ports sont creusés sur la Loire, l'un auprès de l'église de Sainte-Radégonde, nommé le port de Pierre-de-France; l'autre appelé Briand-Maillard, du nom de l'exécuteur de l'entreprise, subsiste encore sous le nom de Port-Maillard... Le lit de l'Erdre, qui coulait sur la place au Change et dans la rue de la Poissonnerie, est détourné par ordre de Pierre de Dreux. Il en fait faire un nouveau : c'est le même que l'on voit aujourd'hui. Il coupe les rues de la Boucherie et de la Casserie, et communique à la Loire, au quai de la Poterne ou quai Flesselles... Ces travaux durent nécessairement donner naissance à des fièvres intermittentes, et comme on appelait *peste* toute maladie qui sévissait sur un grand nombre de personnes, nous ne devons pas être étonnés de ce que les historiens aient donné cette dénomination à l'épidémie qui exerça ses ravages cette année.

VII.

Quoique les chroniqueurs nantais ne mentionnent pas de maladie épidémique et contagieuse jusqu'au XIVe siècle, il est probable cependant que la ville de Nantes a été plusieurs fois décimée par elles... La *petite vérole* a dû y faire, comme dans toute la France, de grands ravages ; et le *feu sacré* ou *mal des ardents*, sorte d'*érysipèle* gangréneux, qui brûlait les membres ou le corps avec des douleurs intolérables, a régné aussi à Nantes, comme semble l'indiquer l'hôpital de *Saint-Julien* ou *des ardents*, situé près de la collégiale. Ogée nous apprend que ce fut Jeanne, dite la Petite Bourgeoise de Nantes, qui fonda cet hospice en 1330. C'était une communauté de quelques personnes qui mettaient tout en commun ; le prieur recevait cinq sous par chaque personne, malade ou non, qui y entrait.

La *lèpre*, la plus redoutable des affections de la peau, existait aussi dans notre pays.

Arrêtons-nous un instant à cette maladie repoussante, l'une des plus anciennes qui ait affligé le monde, et disons un mot de ce mal qui s'attaquait moins à l'existence de l'homme qu'à ses formes, et qui dégradait plus qu'il ne détruisait.

Née en Egypte et en Arabie, la *lèpre*, répandue en Europe par les romains vainqueurs de l'Orient, et par les Sarrazins, au VIIIe siècle, quand ils vinrent dans les Gaules, s'était presque éteinte lorsque les Croisées, à leur retour de la Terre-Sainte, vers l'an 1100, l'y rapportèrent..... Ses progrès furent rapides, alors que la plupart des hommes manquaient de linge, qu'ils vivaient dans la malpropreté, l'indigence et les privations ;

Alors que la superstition, l'ignorance et les préjugés interdisaient aux médecins le traitement de cette affection ;

Alors que le mal qui attaquait ces infortunés était regardé comme une punition du ciel, et que l'on se contentait de solliciter des saints, par des prières et des dons, une guérison miraculeuse.

La peur de la contagion dicta partout des mesures sévères contre les *lépreux*. Traités comme des morts parmi les vivants, on les conduisait à la léproserie avec tout l'appareil usité dans les enterrements...

Ogée nous a fait connaître les cérémonies que l'on mettait en usage à Nantes pour séparer les lépreux que la société repoussait de son sein.

« Un prêtre, revêtu d'un surplis et d'une étole, allait » avec la croix chez le lépreux, qui était préparé à cette » cérémonie. Le ministre sacré commençait par l'exhorter » à souffrir patiemment et en l'esprit de pénitence la plaie » incurable dont Dieu l'avait frappé. Il l'arrosait ensuite » d'eau bénite et le conduisait à l'église... Là, le lépreux » quittait ses habits ordinaires, et prenait un vêtement noir » préparé exprès, se mettait à genoux devant l'autel entre » deux tréteaux, et entendait la messe, après laquelle on » l'arrosait encore d'eau bénite. En conduisant le lépreux » de sa maison à l'église, on chantait les mêmes versets » qu'aux enterrements ; et après la messe, qui était aussi » la même que celle qu'on célébrait pour les morts, on » chantait le *libera*, et on conduisait le malade à la mai» son qui lui était destinée. Lorsqu'il y était arrivé, le » prêtre lui faisait encore une exhortation, le consolait, » et lui jetait une pellée de terre sur les pieds.

» Avant de le quitter, le prêtre lui défendait de paraître » en public sans son habit de lépreux et les pieds nus ;

» D'entrer dans les églises, dans les moulins, dans les » lieux où cuisait le pain ;

» De laver ses mains ou ce qui lui était nécessaire dans » les fontaines et dans les ruisseaux ;

» De toucher aux denrées qu'il voudrait acheter aux mar» chés, autrement qu'avec une baguette, pour faire con» naître ce qu'il marchandait ;

» D'entrer dans les maisons ni dans les cabarets, pour y » acheter du vin, ayant seulement la liberté de rester à la » porte, de demander ce qu'il voulait et de le faire met- » tre dans son baril;

» De ne puiser de l'eau qu'avec un vase propre;

» De ne point répondre à ceux qui l'interrogeraient dans » le chemin et les rues, s'il n'était sous le vent, afin » qu'ils ne fussent pas incommodés de son haleine et de » l'odeur infecte qui s'exhalait de son corps;

» De ne point s'engager dans les chemins étroits;

» De ne point toucher aux enfants, et de rien leur don- » ner de ce qu'il aurait touché;

» De ne point paraître dans les assemblées;

» De ne manger et boire qu'après les lépreux. »

Séparé du monde par la loi, le *lépreux* ne pouvait rien aliéner, ni donner; on lui laissait l'usufruit de ses biens, s'il en possédait; mais il ne pouvait ni vendre, ni contracter d'engagements, ni tester, ni hériter.

Ses enfants n'étaient point baptisés sur les fonts, et l'eau qui servait à leur baptême était jetée dans des lieux retirés... Assujéti à porter des marques particulières capables de l faire reconnaître en tous temps, l'accoutrement qui lui était imposé avertissait au loin les passants qu'il fallait fuir le *lépreux* qui s'avançait... S'il allait à la campagne ou en ville pendant la nuit, il était obligé de faire jouer ses *cliquettes*, instrument composé de deux morceaux de bois qu'il se mettait entre les doigts, et desquels il tirait quelques sons mesurés, pour qu'on s'éloignât de lui. Quand il se rendait en pélerinage au tombeau de Saint-Mein, il devait porter deux mains en laine, l'une sur la poitrine et l'autre sur la tête, afin qu'on pût l'apercevoir de loin.

Et cependant, pour une maladie qui inspirait, comme nous venons de le voir, tant d'effroi, on avait créé un ordre: *les chevaliers de Saint-Lazare*... Ils se consacraient au service des malheureux qui étaient atteints de ce mal; et chose étrange, leur grand maître devait toujours être un *lépreux*... Messire Gérard Mellier, un des maires de Nantes, était chevalier de l'ordre de Saint-Lazare.

En entourant de soins et de tant de distinctions les *lépreux*, on voulait sans doute honorer ceux qui, n'écoutant que les inspirations d'un foi vive et sincère, étaient partis pour l'Orient combattre les infidèles, et en rapportèrent la lèpre...

« En 1439, on voyait encore, dit Travers, les *lépreux* » à Nantes, et quand on les doutait, le général de la pa- » roisse sur laquelle ils se trouvaient, les déférait à Mgr » l'official; le promoteur intervenait, et sur la contesta- » tion de la personne présumée infectée, qu'elle serait vue » par des médecins et chirurgiens, et, sur leur rapport, la » renvoyait ou ordonnait qu'elle serait renfermée à la lépro- » serie de Saint-Lazare, où la paroisse qui y avait intérêt » la fesait conduire. »

Cet hospice était situé sur les Hauts-Pavés, dans l'enclos qui longe aujourd'hui le côté ouest de la rue Noire, maison n° 44; il se trouvait fort éloigné de la ville et presque isolé au milieu des bois qui formaient le prolongement de la forêt de Sautron. (Dr Mareschal.)

Peu à peu, la maladie diminua, et vers le milieu du XVIe siècle, il n'y avait plus de lépreux à Nantes... Les divers soins de propreté, le fréquent usage du linge ont beaucoup contribué à éteindre ce mal terrible et qui réveille de si tristes souvenirs!

CHAPITRE III.

L'Europe est ravagée par la peste noire. — Influence de cette épidémie sur le moral des populations. — Procession des Flagellants. — Massacre des Juifs. — Diverses affections bizarres qui ont régné pendant le moyen-âge.

VIII.

Nous sommes au XIVe siècle, pendant lequel une maladie pestilentielle, décrite par les historiens sous le nom de *mort noire* ou de *peste noire*, ravagea l'Europe depuis 1348 jusqu'en 1386. Sortie de l'Orient, elle gagna successivement la Russie, la Pologne, l'Allemagne, la France, l'Italie, la Sicile, les îles de la Méditerranée, l'Espagne; et en passant ainsi d'un lieu dans un autre, elle était arrivée, par la peur qu'elle faisait naître, de plus en plus terrible dans les régions de l'Occident..... Cette épidémie fit de grands ravages et épouvanta le XIVe siècle; elle fut tellement meurtrière qu'on évalue à 25,000,000 d'individus le chiffre des morts... Outre les symptômes ordinaires de la peste que présenta cette épidémie, les organes de la respiration furent frappés de gangrène, les malades ressentaient de vives douleurs à la poitrine, ils expectoraient un sang noir et altéré, et leur haleine répandait une odeur empestée. Chez plusieurs, des pétéchies, isolées ou confluentes, apparaissaient sur tout le corps : ces taches noires lui valurent en Allemagne le nom de *peste noire*; en Italie, on l'appela la grande mortalité, la *mortalega granda*.

Cette peste ravagea, en 1349, l'Angleterre, l'Ecosse, l'Irlande et la Flandre. En 1350, elle parcourut le Nord de l'Europe, et en 1360, dit Ozanam, revenant sur ses pas, elle vint encore désoler la France..... Comme presque toutes les grandes cités, Nantes en fut probablement atteinte... Partout où la maladie se déclare, la frayeur s'empare des esprits. On ferme les boutiques, excepté celles des apothicaires et des regratiers, qu'on laisse entrebaillées pour ceux qui viennent acheter des médicaments et quelques provisions... Les uns se hâtent de quitter la ville, abandonnant leur femme et leurs enfants au milieu des pestiférés; les autres restent chez eux, en proie à la terreur la plus grande... Dans ces tristes temps, les victimes, devenues des sujets d'horreurs pour leurs semblables, sont cruellement délaissées par les objets de leurs plus tendres affections.— Le fils sans pitié déserte la maison de son vieux père mourant; — la fille, au lit de mort, appelle envain celle qui l'a nourrie; — époux, parents, méconnaissant la loi de la nature, fuient ceux qu'ils devraient secourir.... Ami ou allié, on n'ose s'aborder, et on ne se parle plus que par les fenêtres; les domestiques quittent leurs maîtres; les voisins deviennent sourds aux plaintes de leurs voisins; les ouvriers abandonnent leurs ateliers; les besoins les plus pressants se font sentir...

L'effroi est si grand que l'on voit des femmes se prosterner dans les rues, le chapelet à la main, et poussant des hurlements affreux... Il n'est aucune maison, aucune famille qui ne compte plusieurs pestiférés; les hôpitaux sont insuffisants pour les admettre; les églises, les places publiques, les rues, et particulièrement celles où les malheureux espèrent trouver quelques secours, sont remplies de malades et de mourants..... La nuit suffit à peine pour l'enlèvement des cadavres. Le nombre des morts est si considérable qu'on ne sonne plus pour personne, et tous les corps sont transportés également sur des charrettes publiques, ceux des riches comme ceux des pauvres. On aperçoit à peine un passant; le silence de la mort règne dans les rues, et l'on n'entend plus que le douloureux roulement de la voiture qui transporte des malades, et, la nuit, ces mots criés par un sonneur suivi d'un corbillard : *Apportez vos morts.....*

Pétrarque, dans une lettre écrite à son frère, fait une peinture lamentable de ce fléau, qui ravagea Avignon et ses environs :

« O mon frère ! s'écrie trois fois ce poète infortuné, » comment se fait-il que sans guerre, sans incendie, sans » la foudre céleste, la terre soit restée sans habitants ! » Vit-on jamais de semblables désastres ? En croira-t-on » les tristes annales ? Les villes abandonnées, les maisons » désertes, les champs incultes, les voies publiques couver- » tes de cadavres, partout une vaste et affreuse solitude, » et la peste poursuit encore de sa faux meurtrière et » moissonne les misérables restes des humains qui avaient » été épargnés jusqu'à présent ; consultez les historiens, ils » sont muets ; interrogez les physiciens, ils sont stupé- » faits ; demandez aux philosophes la raison de tant de » maux, ils lèvent les épaules, froncent les sourcils, et le » doigt sur les lèvres, ils imposent le silence. La postérité » croira-t-elle ces choses, lorsque nous-mêmes qui en » sommes les spectateurs, nous y croyons à peine, et il » semble que nous nous réveillons après un songe épou- » vantable. Mais, hélas ! en parcourant notre ville cou- » verte d'un voile funèbre, et en rentrant dans notre de- » meure que nous trouvons déserte et sans les objets de » nos affections, nous avons reconnu que le sujet de nos » terreurs et de nos larmes n'était que trop réel. »

Les grandes calamités portent à la superstition ; aussi les imaginations des hommes du moyen-âge s'ébranlèrent-elles à l'aspect de tant de désastres et sous l'influence de tant de terreurs... C'étaient des rêveries, des hallucinations sans nombre qui prirent naissance et trouvèrent foi dans tous les rangs de la société ; c'étaient — des anges traversant les cieux avec des armées flamboyantes, — des chars funèbres cheminant dans les airs, — des monceaux de cadavres se montrant au milieu des nuages, — des esprits rôdant par les rues et faisant signe aux passants pour les appeler dans la tombe.

A côté de ces aberrations s'offraient des spectacles d'un autre genre... Les *Flagellans*, qu'on nomma *Frères de la Croix*, qui s'étaient montrés déjà dans le courant du siècle précédent, reparurent d'abord en Hongrie, et puis bientôt dans toute l'Allemagne. Des hommes de la plus basse classe du peuple, vêtus d'habillements grossiers, la tête couverte d'un sac et de cendres, et une croix de drap rouge sur la poitrine, se mirent à parcourir les villes et les campagnes en chantant des hymnes et des cantiques tels que le *Salve regina* et le *Stabat mater*. Ils se donnaient la discipline avec des fouets de cordes nouées et armées de petites croix de fer. Ils avaient à leur tête des torches allumées et de riches bannières.

Partout où ils arrivaient, les cloches se faisaient entendre. Ces bandes, peu nombreuses dans le commencement, finirent par s'augmenter; on les accueillait partout avec transport, et souvent le même vertige enlevait soudainement à une ville une partie de ses habitants, qui commençaient le pélérinage et ses rudes dévotions... Ce fut comme une monomanie de pénitence et de deuil qui saisissait un grand nombre d'esprits en Europe : effets combinés des vieilles superstitions et de l'épouvante nouvelle. Puis la maladie étant éteinte, l'exaltation religieuse tombée, les *Flagellans* devinrent odieux par des désordres menaçants pour les autorités spirituelles et temporelles qu'ils bravaient : ils furent poursuivis, dissous ou anéantis.... Mais à ces folles dévotions, à ce délire religieux de la terreur, dit le docteur Hecker, à qui nous empruntons ces détails, ne se bornèrent pas les effets de la peste sur l'esprit des peuples. Un vertige de sanglante cruauté accompagna le vertige de la superstition.

Nous savons par expérience comment l'ignorance cherche à s'expliquer les morts soudaines, mystérieuses, inévitables des grandes épidémies.... Comme le XIXe siècle, le XIVe crut aux empoisonnements. On ferma les portes des villes, on mit des gardes aux fontaines et aux puits, et l'on accusa les juifs de l'effroyable mortalité. Alors l'Europe tout entière, continue le même historien, offrit un des plus affreux spectacles qui se puissent concevoir.... Tandis que la peste invisible dépeuplait les villes et les villages, et rendait les cimetières trop étroits pour la foule des morts, des passions infernales déchaînées ajoutaient de nouvelles souffrances aux souffrances universelles, et toutes les fureurs de l'homme aux fureurs de la nature... Dans plusieurs contrées, le peuple, persuadé que les juifs avaient empoisonné l'air, courait sur ces malheureux et les massacrait. On les fouillait exactement à l'entrée des villes, et si on leur trouvait des poudres, des onguents, des électuaires ou autres remèdes, on les obligeait à les avaler.

Ce fut en Suisse que leur massacre commença. Une diète s'assembla à Bennefeldt, en Alsace; des évêques, des seigneurs, des barons et des députés des comtés et des villes y assistèrent et rendirent un arrêt sanglant contre les juifs. Mis à la torture, quelques-uns avouèrent, et l'on a encore les procès-verbaux de ces prétendus jugements. Condamnés, on les brûla; mais la rage populaire n'attendit presque nulle part ces assassinats juridiques.... Là, on enferma les juifs dans leurs synagogues et on y mit le feu; ailleurs, plusieurs milliers de ces malheureux, hommes, femmes, enfants, sont entassés dans de vastes bûchers.... A Mayence, ils essaient de résister; vaincus, ils s'enferment dans leurs quartiers, et s'y brûlent au nombre de 12,000. A Strasbourg, 2000 sont brûlés sur un immense bûcher. On veut les convertir, on laisse la vie à ceux qui reçoivent le baptême; leur fanatisme s'en irrite, et l'on voit les mères jeter leurs enfants dans les flammes pour les arracher aux chrétiens, et s'y précipiter après eux.... C'est toute l'Europe qui donne ce spectacle atroce ; les campagnes ne sont pas plus sûres pour eux que les villes; les paysans traquent de toutes parts les fugitifs, la population les massacre, les magistrats les livrent à la torture, les princes et les nobles à leurs hommes d'armes; et les juifs, poursuivis sans pitié, ne trouvent de refuge que dans la Lithuanie, où le roi Casimir-le-Grand les reçoit sous sa protection. C'est pour cette raison, pense le docteur *Hecker*, qu'ils se trouvent aujourd'hui en si grand nombre dans la Pologne.

A Paris, les Juifs épouvantés se réfugièrent non loin de la ville dans la forêt de Sainte-Opportune ; mais, menacés d'y être cernés, ils revinrent dans la rue dite des Hérétiques qu'ils habitaient. Le peuple se jeta sur eux et les égorgea en si grand nombre que leurs cadavres, laissés sans sépulture, y servirent durant plusieurs mois de pâture à un troupeau de loups qui rendirent longtemps ce quartier inabordable. Cette rue prit ensuite, au rapport de Borelus, le nom de *Transnoniser* qui signifie *égorger*, et enfin on a donné à cette rue le nom de *Transnonain* devenu si célèbre par les massacres qui s'y commirent en 1834. (Ozanam.)

La peste noire passée, cette grande calamité disparue, les morts pleurés et oubliés, le monde appartint de nouveau aux vivants et à toute l'activité des affaires humaines. Une vieille chronique peint naïvement cette résurrection : « *Après que la mortalité, les processions des Flagellants, les pélérinages à Rome, les massacres des Juifs, eurent cessé, le monde recommença à vivre et à être joyeux, et les hommes se firent de nouveaux habits.* »

Si nous avons retracé ces tableaux de l'influence des épidémies du moyen-âge sur le moral des populations, c'est que nous avons pensé qu'ils méritaient d'être connus. Ce sentiment de conservation, porté jusqu'au plus vil égoïsme et qui conduisit les hommes de cette époque à abandonner les objets de leurs plus chères affections; ce mélange d'esprit de pénitence et de cruauté barbare, qui leur fit commettre des actes cruels envers des individus qu'ils accusaient d'être la cause des maladies qui décimaient alors le monde entier : ce sont là assurément de grands et singuliers phénomènes que nous devions reproduire quelqu'étranges et extraordinaires qu'ils puissent paraître.

La Faculté de Médecine de Paris, la plus célèbre du XIVe siècle, fût chargée de signaler les causes de l'épidémie, d'en indiquer le traitement et d'établir un régime de vie pendant la durée de la maladie.... Nous aurions pu mettre ici cette consultation, car elle a été envoyée à toutes les villes du royaume, et elle a servi probablement de guide aux médecins nantais ; mais nous avons craint que cette pièce n'eût pas présenté assez d'intérêt. Il nous suffira donc de dire que les idées qui dominent dans cette consultation sont entièrement conformes à celles du moyen-âge,

Lorsqu'on apppelait l'*épilepsie* le *mal sacré*, parce qu'on supposait que cette maladie dépendait des démons, et qu'on croyait que la lune envoyait cette affection aux mortels en punition de leurs crimes ;

Lorsque la *magie*, la *chiromancie*, la croyance aux *maladies démoniaques*, l'art *cabalistique*, et toutes les absurdités de la *théosophie orientale* étaient introduites dans l'enseignement et dans la pratique de la médecine ;

Lorsqu'on était persuadé que l'*astrologie* formait une branche essentielle de l'art de guérir ;

Lorsque les plus absurdes rêveries de cette science occulte attribuaient une vertu spéciale aux médicaments préparés pendant la conjonction de Jupiter et de Vénus ;

Lorsque Gui de Chauliac et Bocace croyaient que les épidémies étaient dues à la conjonction des planètes, et que des médecins, comme Jérôme Cardan et Marsile Ficin, qui consultaient aussi les astres, faisaient redouter Saturne aux vieillards, vantaient les douces influences de Vénus aux jeunes gens, et les conjonctions de la planète de Mars aux belles dames.....

Nous ne quitterons pas le moyen-âge sans mentionner plusieurs maladies caractérisées par les altérations mentales les plus singulières, et qui régnèrent, épidémiquement, à cette époque, sur des sujets qui n'étaient déjà que trop disposés, par les idées du temps, aux émotions surnaturelles...

Les uns, *théomanes*, s'imaginaient avoir des entretiens, des communications avec les anges, les saints, prétendaient être inspirés, avoir reçu une mission du ciel pour convertir les hommes.

D'autres, *démonomanes*, se croyaient possédés du diable et en son pouvoir, étaient convaincus d'avoir assisté aux assemblées chimériques des esprits malins, ou craignaient d'être damnés et voués au feu de l'enfer.....

Ces affections bizarres, qui se développaient sous l'influence des idées prédominantes, se propagèrent dans toute la Bretagne demandant des exorcismes et sollicitant leur délivrance par des dons et des oblations... Tout alors, il faut le reconnaître, prédisposait aux hallucinations des fanatiques entourés de visions et de prodiges; véritables fous, que l'on regardait comme des excommuniés, des damnés et des sorciers, tandis que la plupart de ces prétendus possédés du démon n'étaient que des esprits faibles ou des victimes d'une infâme persécution... Trop heureux quand les bûchers ne s'allumaient pas pour eux!...

CHAPITRE IV.

Nantes au XVme siècle. — Maladie épidémique. — On enterre les morts dans les églises et dans des cimetières placés dans l'intérieur de la ville. — Influence de cette coutume sur le développement des épidémies.

IX.

En commençant ce chapitre, nous avons jugé à propos de donner un aperçu topographique de Nantes, tel qu'on le trouve dans plusieurs passages de Travers et de Mellinet... Après avoir exposé l'état des lieux, il sera plus facile de se rendre compte des fréquentes épidémies qui ont décimé la population.

Nous sommes au XVe siècle.

Continuellement menacée, la ville de Nantes, pour se mettre à l'abri des attaques imprévues ou des coups de main qu'elle a sans cesse à redouter, est entourée de murailles et fortifiée d'un grand nombre de tours.

Les murs se prolongent au-dessus des douves Saint-Nicolas et continuent par le quartier Sainte-Catherine.

Les ponts, construits tous en bois, sont défendus par la tour de Pirmil. Elle renferme des prisonniers.

Le pont de la Poissonnerie s'appelle le Rote Chalandière : on y a établi des moulins à eau.

Le château du Bouffay présente un bâtiment quarré et flanqué de quatre tours. Devant se trouve une vaste place sur laquelle ont lieu les joûtes et les tournois.

On n'arrive au port Maillard que par un pont couvert

d'un ballet d'ardoises, qui joint les boulevards, d'où l'on se rend au château du duc. Entre ce port et la porte dite de Drouin-Lilliard, on voit l'*hôpital du port Maillard*, dit aussi *hôpital de la ville*. Son cimetière est placé entre la tour de la Loire et le haut de la chapelle, là où sont actuellement les fossés du château.

A l'entrée de Richebourg, où l'on voit beaucoup de vignes, est le château Gaillard.

La motte Saint-Pierre s'appelle place des Lices.

La motte Saint-André est couverte de maisons et de vignes; un chemin qui règne entre la douve et ces vignes conduit à Saint André. Les murs se prolongent ensuite sur les bords de l'Erdre.

La place Saint-Pierre est un cimetière planté d'arbres.

On communique à la place du Change, où se tient le marché, par une porte qui est près de l'église Saint-Saturnin.

La rue de la Casserie n'est qu'un simple pont en bois.

Un cimetière, dit de l'*Érau*, occupe le sommet d'un rocher situé entre la halle aux toiles et la rue de la Boucherie.

Une grève, appelée la grève de la Saulsaie, forme l'île Feydeau; il en est de même de la prairie de l'hôpital et de l'île Gloriette, sur lesquelles il n'y a pas de maisons.

La Loire couvre toute l'étendue de Richebourg à Chésine.

On construit des navires sur le Port-au-vin.

La Fosse, habitée par des pêcheurs, n'est qu'un terrain fangeux.

La Loire arrive sur la place Royale actuelle par une vaste issue, souvent comblée par les vases, et qu'on appelle la Fosse-Saint-Nicolas. Les quartiers de Sainte-Catherine et de Saint-Nicolas, par suite des eaux de l'Erdre et de la Loire amenées dans le fossé qui a pris le nom de Douves-Saint-Nicolas, forment une île que baignent les eaux de l'Erdre et de la Loire... Dans le quartier de Sainte-Catherine, fonds fangeux et exposé aux inondations, on voit un hôpital, un cimetière et un amphithéâtre d'anatomie.

Les environs de l'Entrepôt ne sont qu'un groupe de prairies coupées par la Chésine, ou plutôt n'offrent qu'un vaste marais qui s'étend au-delà de Gigant, d'une part, et jusqu'à la Loire de l'autre.

Une partie de la ville est entourée de fossés dans lesquels croupissent les eaux marécageuses de l'Erdre.

Les maisons, entassées les unes sur les autres, ne présentent que des ouvertures basses et retrécies. A peine l'air se renouvelle-t-il dans beaucoup de ces tristes demeures, ou de petits et sales carreaux laissent pénétrer quelque peu d'un jour sombre qui se glisse à travers les murs élevés d'une cour étroite, espèce de puits infect, où viennent se dégorger les tuyaux de décharge des toîts et des eaux ménagères, et dont les cuvettes, souvent encombrées d'ordures de toute espèce, rendent l'infection continuelle. La population se presse dans des rues étroites, obscures, sales et tortueuses... L'air y est difficilement renouvelé ; la lumière n'y pénètre pas, et le sol y est toujours humide. Les immondices et les cadavres d'animaux embarrassent la voie publique, infectent l'air et concourent à corrompre un atmosphère déjà altéré par l'agglomération des hommes et des animaux... Toutes ces causes, engendrées par l'insalubrité des rues et des habitations, sont permanentes ; elles préparent et rendent plus délétère l'action des influences transitoires qui viennent s'y ajouter.

X.

L'année 1401 vient de commencer... Les Anglais sont en Bretagne ; la guerre se fait pour ainsi dire aux portes de Nantes, et les habitants de la campagne, dépourvus de moyens de défense, affluent dans la ville pour y chercher un asile contre la dévastation et la mort... L'entassement d'un si grand nombre de personnes fait naître le *typhus*.

XI.

En 1403, les Anglais détruisent les vaisseaux de la Bretagne et ravagent ses plus belles campagnes... L'année suivante, la province, et principalement le comté de Nantes, est affligé d'une grande mortalité.

« Mais, dit l'historien Le Baud, le jour de la translation » de Saint-Martin, qui est le quart de jour du mois de » juillet, s'assembla le clergé de Nantes, moult solennelle » et dévote, car clercs et laiz étaient tous nus pieds et con» fez, et portaient les reliques des saincts par toutes les » églises de la cité ; après laquelle procession cessa le mal » sur terre et au païs. »

XII.

A cette époque, on enterrait les morts dans les églises, et les habitants qui n'avaient pas les moyens de payer leur place étaient inhumés dans les cimetières qui entouraient les temples ... Les paroissiens de Sainte-Croix n'avaient point de cimetière extérieur ; ils obtinrent du duc un lieu adjacent à l'église pour servir à la sépulture des pauvres...

Ce cimetière existait encore en 1700, et on n'y enterrait guère que ceux qui n'avaient pas laissé de quoi payer à la fabrique l'ouverture d'une fosse à l'église... En 1836, lorsqu'on démolissait une ancienne maison de la Basse-Grande-Rue, pour y construire celle qui porte maintenant le numéro 25, nous avons vu plusieurs ossements humains qui nous rappelèrent qu'en effet un cimetière avait existé dans cet endroit... M. le docteur Mareschal, dans un travail remarquable sur les anciens établissements hospitaliers de Nantes, nous a fait connaître qu'en remuant, il y a une vingtaine d'années, le sol où était placé l'hôpital de Toussaint, situé sur les Ponts, on le trouva rempli d'ossements humains. Cette position, comme le dit notre savant confrère, ne pouvait être plus mal choisie pour un cimetière, non seulement à cause des habitations qui l'entouraient, mais aussi à raison des inondations auxquelles ce lieu était exposé..... Arrêtons-nous ici, et recherchons les motifs qui ont amené l'usage d'inhumer les corps dans les églises et dans les cimetières renfermés dans l'intérieur de la ville... Cette funeste coutume remonte seulement à l'établissement de la religion chrétienne; les peuples anciens eurent toujours, loin des habitations, des lieux consacrés aux sépultures... À Rome, il est vrai, on enterrait d'abord chacun chez soi; mais bientôt des règlements proscrivirent cet usage, pour garantir les vivants de l'infection des morts. La loi des Douze-Table porta les précautions plus loin: elle défendit d'enterrer ou de brûler aucun cadavre dans l'enceinte de Rome. Dès lors, les tombeaux romains furent indifféremment répandus, tantôt dans les campagnes, et particulièrement sur le bord des chemins, tantôt dans un jardin qui avait appartenu au défunt. Mais, lorsque le christianisme eut remplacé tout-à-fait le paganisme, la mesure hygiénique que l'on suivait avant la nouvelle religion ne fut plus observée... Alors, dans toute l'Europe, l'usage s'établit de placer des cimetières près des églises, et insensiblement on accorda à quelques personnes le privilège d'être inhumées dans l'intérieur même des temples. On y enterra d'abord des hommes que l'on voulait honorer après leur mort, et l'empereur Constantin fut le premier qui reçut cette marque de distinction.

« L'usage d'enterrer les morts dans les églises, dit *Quatremère de Quincy*, dût avoir plus d'une raison: la première, inspirée si l'on veut par la dévotion, avait pour objet la pieuse croyance que la vertu des prières et celle du saint sacrifice de l'autel avait de plus près une action plus puissante; la seconde, que le respect attaché aux saints lieux était une sauvegarde de plus contre les profanations;

la troisième dut avoir pour objet d'être séparé après la mort, comme on l'avait été pendant la vie, de la société idolâtre et païenne.

Bientôt l'empressement assez naturel de tous ceux qui voulaient être enterrés dans les églises, et le peu d'espace du local, durent faire mettre à cette faveur un prix qui variait suivant que l'on était placé plus ou moins près de l'autel.

Le clergé, sans payer, s'arrogea le droit d'être inhumé dans les temples et en fit un de ses priviléges... Plusieurs conciles reconnurent ce droit et d'autres le contestèrent : celui qui se tint à Nantes, vers la fin du IXe siècle, permit d'élever des tombeaux dans les vestibules et dans les portiques ; mais il défendit formellement d'en construire dans les églises.... Voici, d'après Vicq d'Azir, l'origine des vestibules et des portiques : les tombeaux étaient rangés le long des murs, auprès et hors des églises. Comme on y accourait pour satisfaire aux devoirs de la religion, bientôt il fut nécessaire de mettre les fidèles à l'abri des injures de la saison. C'est pour cela que l'on construisit les vestibules et les portiques, et voilà pourquoi les cimetières furent toujours voisins des églises paroissiales. Nous avons encore des vestiges de ce point d'antiquité. L'on voit dans quelques vestibules ou portiques les petites chambres souterraines, et les arcades qui se pratiquaient au dehors et le long des murs des temples ; elles sont connues sous le nom d'*exèdres*. Telle fut l'origine des chapelles. Les fidèles s'y retiraient lorsqu'ils voulaient se recueillir, méditer ou prier sur les tombeaux. D'abord ces petits édifices furent séparés de l'église ; dans la suite, ils y furent unis par le moyen des portiques et des arcades qui sont usités particulièrement pour la construction des basiliques ; et y formèrent les bas côtés, qui indiquent encore aujourd'hui l'importance et l'ancienneté d'une église ; enfin on les ferma de tous côtés, et ils firent corps avec le reste du bâtiment.... Les tombeaux et les caisses qui y avaient été placés devinrent les autels ; et, sous le pontificat de Grégoire-le-Grand, le nombre en était considérablement augmenté. »

Les inhumations dans les églises et dans les villes devaient compromettre gravement la salubrité publique, et donner, par les miasmes qui se dégageaient des sépultures, plus d'intensité aux maladies régnantes.... Il n'est pas possible d'en douter, lorsque l'on considère que les fosses avaient à peine deux pieds de profondeur ; lorsque l'on songe que, sans ces temples où l'air était à peine renouvelé, on se trouvait souvent dans la nécessité, pendant les épidémies, d'ouvrir les tombeaux pour y mettre de nouveaux corps ou pour en retirer des cadavres à peine décomposés, quand le terrain consacré aux sépultures n'était plus suffisant.... On lit dans la *Gazette de santé* du 10 février 1774, que le seigneur d'un village à deux lieues de Nantes étant mort, on crut, pour placer son cercueil plus honorablement, devoir en déranger plusieurs, entre autres celui d'un de ses parents, décédé trois mois auparavant. Une odeur des plus fétides se répandit dans l'église ; quinze des assistants moururent peu de temps après : les quatre personnes qui avaient remué les cercueils succombèrent les premières, et six curés présents à cette cérémonie manquèrent de périr.

On peut trouver, dans les effets de ces exhalaisons délétères, l'explication de certains phénomènes que des historiens ont regardé comme miraculeux.... Grégoire de Tours rapporte qu'un voleur ayant osé entrer dans le tombeau de Saint-Hélius, ce prélat le retint et l'empêcha d'en sortir... Le même auteur nous apprend qu'un pauvre habitant de la Touraine n'ayant point de pierre pour couvrir le lieu où un de ses enfants avait été inhumé, enleva celle qui fermait l'ouverture d'un ancien tombeau où reposaient sans doute, dit Grégoire de Tours, les cendres de quelque saint personnage.... Ce malheureux père fut frappé sur-le-champ et tout à la fois de mutisme ; de cécité et de surdité.

Joseph, dans ses Antiquités judaïques, dit qu'Hérode ayant ordonné que le tombeau du roi David fût ouvert, pour en retirer les richesses qui y étaient renfermées, deux satellites employés à cet ouvrage en périrent.

Aux influences délétères que faisait naître le pernicieux mode d'enterrer les corps morts que l'on suivait depuis des siècles, venaient encore se joindre celles que devait produire, dans les familles, l'usage de les garder pendant plusieurs jours.... Il paraît, nous apprend F.-J. Verger, dans les archives curieuses de Nantes, que cela arrivait fréquemment, afin de n'enterrer les morts que le dimanche après la grand'messe. On trouvait apparemment ce jour plus commode pour réunir les parents du défunt. On apportait le corps à l'église avant l'office, et souvent la corruption du cadavre était telle que le public en était incommodé....

Les médecins appelèrent, à différentes époques, l'attention de l'autorité sur les dangers des inhumations dans l'intérieur des villes et des églises; mais ce ne fut qu'en 1765 qu'un arrêt du parlement de Paris défendit d'enterrer les morts dans les villes, et que le procureur-général présenta un réquisitoire pour faire proscrire les abus qui existaient dans cette partie importante de la police.

CHAPITRE V.

Charles VIII, roi de France, assiége Nantes. — Le typhus se déclare dans la ville. — Mesures que l'on prend contre la contagion. — Epidémie. — Offrande de la ville à Saint-Sébastien. — Peste. — François Ier à Nantes. — Peste. — Famine. — Les mendiants affluent dans la ville. — Le typhus y fait des ravages. — La syphilis à Nantes.

XIII.

L'année 1413 fut remarquable par une grande mortalité.

Quoique les historiens nantais ne mentionnent pas de grande maladie épidémique depuis le commencement de ce siècle jusqu'à l'année 1486, nous sommes porté à croire cependant que Nantes a été frappée de la peste, en 1450, comme le reste de la France. Cette maladie contagieuse, qui a été décrite par Fernel, Quercetanus, Gemma, Forestus, etc., fit de grands ravages dans toute l'Europe : en deux mois, elle emporta 60,000 personnes à Paris. La frayeur et l'épouvante étaient telles que les malades s'enveloppaient d'un suaire dès qu'ils étaient atteints de l'épidémie, et mouraient subitement.

XIV.

En 1486 et 1487, Charles VIII, roi de France, attaque Nantes ; désespérant de s'emparer de la ville, il lève le siége le 6 août 1487.

Peu de temps après, une grave épidémie, cortége ordinaire de la guerre et des grands troubles civils, se manifesta dans la ville. Elle fit beaucoup de victimes. Le blocus de sept semaines qu'eut Nantes à supporter ; les privations que les habitants furent forcés de s'imposer ; le grand rassemblement d'hommes qui eut lieu à Nantes sont des influences qui nous font penser que le *typhus*, affection qui se déclare toujours lorsque les mêmes circonstances se présentent, a exercé ses ravages à cette époque... Ici encore, nous voyons des effets liés à des causes appréciables.

« On fut en garde, au mois d'août et dans les suivants » de l'année 1490, dit Travers, contre les maladies conta- » gieuses, en prenant les mesures que la prudence hu- » maine peut suggérer pour les écarter, et en recourant à » Dieu par les saints pour en être préservé. Le conseil de » la ville fit publier, le 16 août, au bourg du Pellerin, à » l'assemblée qui s'y tenait, défense à ceux qui étaient » d'un lieu où il y avait de la contagion de passer par Nan- » tes à leur retour, et il ordonna, le 13 du même mois, » de porter à Monsieur Saint-Sébastien la ceinture en cire » de la ville et du château de Nantes, pour y brûler devant » l'image du saint. Cette bougie y fut portée le lendemain » à la teste de la procession générale par huit chapelains » qui y dirent la messe. »

Ces mesures inspiraient grande confiance dans ces siècles de foi religieuse. Nous sommes loin de blâmer l'emploi de ces moyens moraux, si nous pouvons les appeler ainsi, et nous ne dirons pas qu'il ne faille avoir recours qu'aux moyens d'action qui sont de l'ordre matériel ; que, pour qu'un remède agisse, il est nécessaire qu'il soit représenté par un corps, une substance ; que, si cette condition manque, le prétendu moyen d'action n'est qu'une grossière pratique, une superstition ridicule qui ne peut produire aucun résultat. Assurément, une idée qu'on éveille dans un malade peut en modifier favorablement l'état, et l'idée de la Providence qu'on implore, de Dieu qui va écouter les prières qu'on lui adresse, peut parvenir à retremper le courage si nécessaire dans les époques d'épidémies !... Dans nos temps modernes, nous voyons aussi des processions, nous entendons des prières publiques ; mais à ces démonstrations religieuses, on en ajoute d'autres purement matérielles sans lesquelles, il faut l'avouer, toutes les prières du monde ne parviendraient pas à rendre salubre un lieu qui ne le serait pas, à arrêter le *typhus* dans un établissement où règnerait l'encombrement, une épidémie de *fièvres intermittentes* dans une ville entourée de marais. Ces causes produisent nécessairement des effets dont on ne peut empêcher l'action qu'en employant des mesures que l'hygiène publique met à la disposition de l'administration. Les siècles antérieurs étaient privés de ces moyens, parce que, ne cherchant pas à apprécier la cause qu'ils croyaient divine, ils s'adressaient aux saints pour obtenir de Dieu ce qu'ils auraient empêché à l'aide de la science ; mais le temps n'était pas encore arrivé où la physique et la chimie devaient éclairer de leur flambeau et renverser les causes occultes.

Entraîné dans cette marche rétrograde que nous avons mentionnée, le flambeau de l'hygiène publique ne jeta que quelques lueurs, dont la faible clarté se borna seulement à éclairer les hommes sur la nécessité de créer des asiles aux infortunés que décimaient d'affreuses affections de la peau, ou des maladies épidémiques et contagieuses, tristes mais inévitables fruits de l'ignorance générale, ainsi que de toute absence d'une police de santé.

Ce funeste état de choses ne frappait pas seulement Nantes : toute la France, toute l'Europe offraient le même tableau; toute l'Europe subissait à d'assez courts intervalles le retour d'épidémies meurtrières, auxquelles on ne savait opposer que des prières et des processions !..... Mais si la France a partagé longtemps avec d'autres peuples contemporains l'ignorance des principes et des mesures propres à protéger la santé publique, elle peut aussi s'enorgueillir d'avoir, la première, donné l'exemple de tentatives pour sortir de cette funeste situation. Déjà, vers la fin du XIIIe siècle, on remarque quelques efforts isolés vers le mieux, mais ce n'est qu'avec le règne de Jean II, surnommé le Bon, que débute la création d'une police de santé..... N'oublions pas de dire, cependant, que les premières ordonnances de salubrité publique rendues pour prévenir le retour de la peste datent de 1374 et qu'elles furent publiées par Bernabo-Visconti, duc de Milan. Cette ville, disent les historiens, se préserva quelque temps de la peste en 1348, en fermant ses portes et en barricadant trois maisons où la maladie avait éclaté.

XV.

Le XVIe siècle commence sous de funestes auspices. « Audit temps de l'an 1501, dit le compte du Miseur, la peste » eût cours et mourut 4,000 personnes et plus; et demeura » Nantes quasi inhabitable de la plupart de gens de puis- » sance et des louaigiers. Ils s'enfuissaient de nuict et les- » saient les cleffs souls l'uys. Les grands vicaires furent du » nombre des fuyards. » L'autorité ordonna de visiter les maisons et d'apposer les sceaux sur les portes. On eut recours aux processions et l'on porta solennellement, deux trompettes sonnant la marche, à Saint-Sébastien, une bougie de 2,000 brasses qui faisait le tour de la ville. Elle fut portée par des prêtres jusqu'à Pirmil, et puis conduite par eau jusqu'à l'église du saint..... Le vœu créateur de cette procession a été acquitté, jusqu'à la République, par les échevins de Nantes, le 20 janvier de chaque année, sauf la bougie. Il y eut une autre procession générale où l'on porta le saint-sacrement à la *chapelle de Saint-Marc* de l'hôpital Saint-Clément. Cette chapelle, qui n'existait plus à l'époque de Travers, était située au fond du collége entre le faubourg et les jardins.

Le progrès se fait sentir..... des mesures de salubrité sont prises par l'autorité pendant l'épidémie ; on ferme les lieux publics, les églises même; on défend toute espèce de rassemblement sur les places et dans les rues... Ces moyens étaient insuffisants, sans doute; ils pouvaient bien diminuer l'intensité de la maladie, mais ils ne pouvaient en interrompre le cours, et la contagion trouvait toujours des aliments assurés dans toutes les conditions d'insalubrité où était encore placée Nantes. Aussi aucune santé n'était assurée dans une ville où chaque quartier, chaque rue, chaque maison étaient de véritables foyers d'infection, entretenus par de puissantes influences : l'ignorance, la superstition et la misère du peuple!

XVI.

Pendant les mois de janvier et février de l'année 1518, la *peste* désola encore Nantes. Deux sergents, gagés à 3 # par mois, sont chargés de faire évacuer les maisons infectées, de les fermer et de les sceller du sceau de la ville.

XVII.

En 1522, la *peste* recommença ses ravages et dura plusieurs mois. François Ier était à Nantes à cette époque.

La maladie sévit encore l'année suivante; et la ville, pour empêcher l'épidémie de se propager, usa des précautions qu'on employait alors, et qui consistaient, comme nous l'avons déjà vu, à faire évacuer, par des sergents, fermer et sceller les maisons dans lesquelles étaient morts des pestiférés.

XVIII.

En 1525, les grains furent chers; en 1527, la famine se déclare, et en 1529 la misère est extrême.

« Bientôt, à la porte de l'hôte de Briord, à celle de

l'évêque, autour des maisons des principaux bourgeois, se presse une foule affamée qui demande du pain : c'était au mois de décembre; le froid et l'humidité se réunissent encore contre cette populace pour l'exterminer. Les galetas, les lieux publics, où s'assemblent les malheureux, sont bientôt remplis de malades; partout où ils se trouvent entassés, l'odeur putride de leurs vêtements en lambeaux qu'ils sèchent à la chaleur de la foule, et la présence d'un grand nombre d'individus, suffisent pour vicier l'air et le rendre mortel à ceux qui le respirent. Quelques jours encore, et l'on voit couchés pêle-mêle, sur une paille fétide, des hommes sains, mais fatigués par les privations; des malades dont les yeux fixes et caves, l'extrême faiblesse, la position sur le dos, l'odeur infecte d'excréments, indiquent la fâcheuse situation, et des cadavres qui respiraient encore il n'y a qu'un instant. Les fossoyeurs ne suffisent plus; dès lors, à l'insalubrité des rues sales et tortueuses, larges quelquefois de sept à huit pieds, souvent moins, aux habitudes arriérées de l'époque, se réunit l'infection des maisons, remplies de morts et de mourants, et celles des immondices jetées par les fenêtres, dont les émanations sont toujours plus dangereuses pendant les épidémies. Les classes les plus élevées souffrent à leur tour; la contagion gagne, elle s'attaque aux riches bourgeois, aux nobles et au clergé. Les uns, pour détourner ce fléau, adressent au ciel des prières impuissantes; d'autres quittent la ville; la communauté des bourgeois s'occupe presque seule des mesures de salubrité. Par ses ordres, on fait sortir les malades pour les conduire aux hospices; l'on enferme sous cadenas ceux qui veulent rester chez eux; on enterre les cadavres, et toutes les maisons pestiférées sont scellées du sceau de la ville; mais rien de plus : aucune mesure de propreté n'est employée; les porcs mêmes peuvent encore vaguer en liberté dans les rues.

» Cependant la violence de l'épidémie diminue, et déjà

l'on se félicite des succès obtenus; mais bientôt le mal que l'on avait cru vaincre en le limitant dans quelques localités avec des mesures juridiques, reprend ses forces; l'infection, concentrée dans les prisons, s'échappe par mille issues, et l'année suivante, l'on est réduit à décréter la peine de mort contre les malades et les convalescents qui se présenteraient en public. » (Dr GUÉPIN.)

« Similien Turcand, barbier-chirurgien, fut nommé, avec un de ses confrères, pour saigner et panser les malades de l'aumônerie et autres. Le confrère succomba et il fut obligé d'exercer seul ses fonctions sans pouvoir trouver un second. La ville augmenta ses émoluments, qui étaient de 16 liv. par mois. » (F.-J. VERGER.)

XIX.

Dans ces temps de guerre, la misère était grande à Nantes... La disette de grains, qui se fait aussi sentir dans les campagnes, attire, en 1532, beaucoup de mendiants dans la ville : une maladie épidémique se déclara. Au *typhus*, qui fait de nouveaux ravages, se joint la *syphilis*.

Les ravages que fait cette affection, inconnue jusqu'alors à Nantes, sont effrayants. Le mal se présente sous mille formes, toutes plus horribles et plus cruelles les unes que les autres..... « Cette maladie, dit Travers, fut occasionnée » par le long séjour du roi François Ier à Nantes, dont la » cour avait beaucoup de gens infectés du *mal de Naples*. » La communication de ce mal, dont on ne connaissait » pas la nature, infecta beaucoup de gens à Nantes et fit » établir le Sanitat pour les y traiter sous le nom de pes- » tiférés. »

« On pense bien, dit Guimar dans ses Annales Nantaises, que toutes les mesures qui furent prises, quoique nécessitées par le funeste voyage de la cour, ne s'exécutèrent pas immédiatement et sous ses yeux; au contraire, la ville qui se doutait à peine de la nature des obligations qu'elle devait au cortége royal, se fit un devoir de lui fournir, pour s'en retourner, deux galiotes vitrées qui le conduisirent, suivant les uns, jusqu'à Ancenis, et suivant d'autres, jusqu'à Tours. »

Laissons aussi parler M. Meuret..... « Après le départ du roi, la peste fit de nouveaux ravages à Nantes; mais comme si ce fléau n'avait pas suffi pour désoler la ville, il s'en découvrit un autre, qui, par sa nature, resta quelque temps caché dans le secret des familles qui en furent les victimes. Les progrès de cette maladie inconnue furent d'autant plus effrayants qu'on prenait plus de soin de la dissimuler, et que les médecins ignoraient entièrement l'art de la traiter.... Cette maladie était un présent funeste que les Espagnols reçurent en échange des horribles calamités qu'ils avaient répandues sur les malheureux habitants du Nouveau-Monde. Ce fut le premier fléau dont le ciel se servit pour punir la férocité des exterminateurs de ces peuples infortunés. Malheureusement, l'Europe entière en ressentit les suites désastreuses. Naples surtout, où les Espagnols étaient alors très-puissants et très-nombreux, fut promptement infecté de la maladie; c'est là que nos Français, pendant les guerres d'Italie, allèrent la chercher; plusieurs hommes de la suite du roi, qui en étaient atteints, l'introduisirent à Nantes. »

Les magistrats, effrayés de l'apparition de cette affection terrible qu'ils voient pour la première fois, font renfermer toutes les personnes infectées, la traitent comme une maladie contagieuse, et louent une maison pour y placer ceux qui en sont atteints. Ce lieu se nommait *l'Asnerye* : c'est l'emplacement et l'origine du Sanitat, cet ancien hôpital général, qui, lui-même, a disparu aujourd'hui pour faire place à un nouveau quartier.

Voilà plus de trois siècles que la *syphilis*, cette contagion dévorante, cette maladie qui touche aux sources même de la vie, qui mêle aux plaisirs et aux joies faciles de si vives inquiétudes, règne à Nantes!.... Arrivera-t-on jamais à faire disparaître un fléau qui fait tant de victimes, à éteindre un mal qui attaque la population dans son germe, — par des réglements plus sévères, — une inspection plus fréquente et plus suivie, — et par une meilleure surveillance de la prostitution?.... Ce n'est point à nous à parler des améliorations que l'on peut apporter à Nantes dans cette branche importante de l'hygiène sociale. Un autre pourrait, comme Parent Duchatelet, écrire tout ce qu'il a vu souffrir et rougir, et il aurait à écrire beaucoup de choses, de tristes choses.... Sous la robe de soie et la ceinture dorée de la courtisane, il nous montrerait la pauvre fille en haillons; au bout de la table des orgies d'une nuit, il placerait la misère, qui attend pour le reste de sa vie la victime des égarements d'autrui; il nous dirait les douleurs de son corps, les douleurs de ses entrailles et les douleurs de son âme; et, d'une plume religieuse, comme Parent Duchatelet, il nous ferait un livre moral sur la plus ingrate des immoralités.... On a reproché au médecin ce sujet; comme si le doigt du médecin, dit Raspail, se salissait jamais en touchant à une plaie; comme si nul, plus que lui, ne savait rester chaste au foyer de la prostitution!

CHAPITRE VI.

Peste. — On traite les malades à l'Asnerye. — Disette. — Affluence de pauvres à Nantes. — Maladie épidémique. — La ville récompense Julien Pesche, barbier-chirurgien. — Acte qu'elle passe avec lui. — Obligations qu'on lui impose. — Maladies contagieuses. — Défense d'enterrer le jour et dans les églises. — Articles de la police contre la peste. — Honoraires du chirurgien du Sanitat.

XX.

Depuis plusieurs années, des épidémies décimaient la population, et, en 1535, la *peste* n'avait pas encore cessé ses ravages... Des sergents fermaient les maisons des pestiférés lorsqu'ils y restaient, ou les en faisait sortir pour les conduire à *l'Asnerye*. Les riches payaient pour s'y faire traiter, et les pauvres recevaient des soins aux dépens de la ville. A cette époque, elle tenait cette maison en ferme ; mais peu de temps après, elle en fit l'acquisition, l'augmenta de nou veaux bâtiments et la rendit propre à recevoir un grand nombre de malades.

En outre de cet établissement, la ville posséda, quelques années plus tard, une autre maison pour les pestiférés, auprès du cimetière de Sainte-Catherine, sur le terrain de la Commanderie... Je n'ai pas besoin de faire remarquer l'insalubrité de cette situation.

XXI.

Les disettes n'étaient ni moins générales, ni moins fréquentes; et tandis que les *frairies* et les classes riches de la ville étaient imposées pour la subsistance des pauvres, la commune achetait, en 1543, pour 2,227 livres de blé et de fèves, qu'on distribuait aux indigents des campagnes.

En 1545, la disette se fait encore sentir, et la ville est obligée d'emprunter pour vivre.

Cette ordonnance du Dauphin, duc de Bretagne, et qui devint Henri II, fait bien voir la profonde misère dans la quelle était plongée Nantes... « Vu les représentations faites par les habitants de Nantes sur la stérilité de l'année précédente, des grandes impositions et charges qu'ils ont à supporter ; sur la disette de toute espèce de vivres, et qu'ils n'ont pas le moyen de nourrir les pauvres, de façon que plusieurs ont esté et sont chaque jour trouvez par les champs morts de faim, au moien de quoy iceulx supplians es meux de pitié et pour pourveoir que à l'occasion de ce ne se ensuivit une pestilence et mortalité, auroient commencé à faire une aumosne généralle à laquelle se trouvoient chacun jour dix ou douze millé paouvres personnes, pour laquelle aumosne et donnée généralle faire, lesdits bourgeois, manans et habitans se sont cottisez esgallement, sans espargner leurs biens, meubles et héritaiges, et plusieurs d'iceux engaigez et venduz pour subvenir à l'alimentation et substantacion des dictz paouvres, à quoy ils ne pourroient plus fournir et satisfaire, si de nostre part il ne nous plaisoit leur aider et secourir, etc. »

L'affluence des pauvres à Nantes ; l'encombrement qu'occasionna ce surcroît de population ; la mauvaise nourriture que le peuple fut obligé de prendre pour ne point mourir de faim, voilà certes des causes bien suffisantes pour faire naître les maladies épidémiques qui se déclarèrent à cette époque.

XXII.

La *peste* sévit dans les derniers mois de 1545, et, par intervalle, pendant les trois années suivantes... Julien Martin fut commis, pendant dix-huit mois, pour visiter et faire le rapport des maisons de la ville et des faubourgs, où il y avait de la contagion et des pestiférés (Travers).

XXIII.

La disette des grains se fit encore sentir en 1549 et attira beaucoup de pauvres à Nantes. La ville vint en aide aux malheureux, en faisant faire des travaux publics.

En 1552, la disette plongea de nouveau les habitants dans la plus grande gêne. Une maladie contagieuse, dont ordinairement la famine est suivie, dit Travers, commença à désoler Nantes dès le mois d'avril... Tous les malades, sans distinction de paroisses, de ville et de campagne, sont reçus à l'hôpital... Leur nombre fut grand et occasionna un surcroît de dépenses. On fit des quêtes pour leur soulagement dans toutes les églises du diocèse.

XXIV.

L'année 1563, la maladie contagieuse reparut à Nantes, et dura plusieurs mois. La paroisse Saint-Nicolas fut la plus maltraitée... Les jours d'assemblée, on étendait une grande quantité d'herbes odoriférantes dans l'église, pour purifier l'air, comme nous le prouve ce compte de fabrique de 1562 à 1563 :

« *Item* a esté achepté pour quarante trois sols trois de-
» niers de bonnes herbes, lesquelles estoient jettées et es-
» pendues chacun dimanche et bonnes festes par l'Eglise,
» à cause de la maladie et qu'il sentoit mal en ladite
» Eglise..... » Le meilleur moyen pour substituer un air pur à l'air altéré que l'on respirait dans des églises trop petites, encombrées de tombes et situées dans des lieux trop resserrés avec des fenêtres faites de façon qu'on ne pouvait jamais les ouvrir ou du moins difficilement, eut

été de laisser libres les ouvertures ordinaires, d'en pratiquer de nouvelles, si celles qui existaient étaient insuffisantes... A cette époque, on avait aussi une grande confiance dans la désinfection de l'air par des *senteurs*, et on avait recours à la combustion de résines, de baumes, de plantes aromatiques; à la volatilisation des huiles essentielles, du camphre... Ces fumigations masquaient les mauvaises odeurs sans les détruire; mais elles n'avaient aucune action sur les miasmes contagieux répandus dans une chambre, dans une église; dans un hôpital. Elles ne pouvaient être utiles que comme excitants de l'organisation et tendant ainsi à empêcher l'absorption et l'action septique des émanations... C'est aussi de cette manière qu'agissent les substances âcres, amères et aromatiques tenues en dissolution dans le fameux vinaigre des *quatre voleurs*.

Durant l'épidémie, on fit, comme c'était l'usage, des processions à Saint-Sébastien, pendant trois lundis, et on y porta un cierge de 8 livres en forme de bougie et d'une longueur à faire le tour de l'église..... Le chapitre arrêta « d'envoyer les enfants de chœur à Sautron, où il n'y avait point de *peste*, et il donna cez aux chanoines jusqu'à l'Assomption, et double assistance aux chanoines qui dans cet intervalle assisteraient à l'office. (Travers.) »

XXV.

A la guerre civile au dedans et au dehors avec toutes ses terribles conséquences, un autre fléau vient s'ajouter. Une maladie contagieuse se déclara encore dans la ville, au printemps de l'année 1569, et fit de nombreuses victimes...
« L'esprit de parti, qui profite de tout, se servit de cette calamité publique pour augmenter l'exaspération populaire contre les calvinistes, et particulièrement contre la noblesse qui s'était jetée avec le plus d'ardeur dans la réforme de Cal-

vin... La milice bourgeoise, pour empêcher les collisions, dut, jour et nuit, être sous les armes. (Mellinet.) »

La peste régnait alors dans le midi de la France, où elle avait été apportée de l'Orient. Elle s'était déclarée à Paris en 1568 avec son symptôme caractéristique : les bubons.

Le 10 mai, la ville de Nantes gagea un chirurgien, pour traiter les pestiférés, et acheta une maison pour les loger, comme on le voit par la délibération suivante :

« *Mardi* 10 *jour de mai* 1569.

» Il a été proposé comme par cy devant il est besoin de » trouver un barbier et chirurgien pour pencer les malades » de la contagion sur ce que M. Pierre demeurant à Saul- » zais, duquel on a esté pour de demande 200 liv. oultre » que les riches le paieront des drogues et pencemens qu'il » leur administrera et que il y a ung jeune homme au Mar- » chix qui s'est offert à pencer lesdits malades ; il a esté or- » donné que M. de Gesvres et M. Arnollet prieront M. Rou- » cautle jeune d'examiner le dit jeune homme sur la théorique » et la pratique dudit estat pour scavoir s'il est capable afin » que si on ne peult marchander avec ledit M. Pierre de la » Saulzais, on marchande avec le dit jeune homme.

» Et pour trouver une maison la plus commode, et pour » l'avoir que l'on fera assemblée où seront appelés M. de » Nantes et MM. de la justice et aultres et sera si besoin » est presenté requestre à M. de Bouillé, lieutenant général » au gouvernement de ce pays afin d'avoir le dit lieu de » Chezine ou autre comme l'on advisera, à ce qu'il use de » puissance et de l'autorité du roy, si on ne peut avoir com- » position avec ceulx a qui appartiennent les dits lieulx, » attendu qu'il est question du bien public. »

La *peste* continuait encore au mois de septembre : « Le » chapitre, dans la crainte d'en être attaqué, arrêta le 20 » de ce mois, de n'aller à l'église qu'à sept heures du » matin et de faire de suite toutes les offices. (Travers.) »

XXVI.

Julien Pesche, chirurgien, avait montré beaucoup de zèle dans l'exercice de ses pénibles fonctions, les maîtres chirurgiens ayant refusé de soigner les malades durant la *peste* qui avait sévi les années précédentes. L'administration, pour le récompenser de son dévouement, lui donna la maîtrise le 27 janvier 1571, le nomma chirurgien de l'hôpital des pestiférés, et le continua chirurgien de la ville. Voici le traité que l'on fit avec lui :

« Par acte passé par Guillaume Davy et Jéhan Bizeul,
» notaires royaux, le 16 août 1572, les maire, eschevins,
» gouverneurs des peauvres et habitans de Nantes ont
» baillé, cessé, quitte et délaissé, à *Julien Pesche*, maître
» barbier et chirurgien de la dite ville, le lieu, manoir, jar-
» dins, vignes, saulzaies, fruicts et revenus, appartenances
» et dépendances de l'Asnerye situé à la Fosse dudit Nantes,
» acquis par le dit maire et eschevins pour mestre et retirer
» les pestiferés au temps de contagion aux conditions et
» charges, entr'autres, que le dit *Julien Pesche* ne pourra
» aller et venir par la ville et forsbourgs au temps de con-
» tagion sans permission des dits sieurs gouverneurs des
» poauvres, et lorsqu'il lui sera permis d'y aller sera tenu
» et contraint porter sur soy et en lieu aparent sans avoir
» manteau, une grande écharpe rouge, tenant à sa main
» une grande verge blanche, au bout de laquelle il y
» aura deux sonnettes de letton qu'il sonnera ordinaire-
» ment, et outre crira et huchera à haute voix ces mots :
» Place, place, et autres mots semblables pour induire le
» monde à se retirer de bonne heure de luy; et ne pourra
» passer en quelque lieu que ce soit ou y aura gens assem-
» blés, qu'il n'y ait la largeur d'une grande charrette entre
» le peuple et luy, ce que lui a été ainsi interdict par les

» dits sieurs sous peine de punition corporelle ; lesquelles » escharpe, verge blanche et sonnestes il ne pourra delaisser et abandonner, jusques a avoir congé et permission » de ce faire des dits sieurs gouverneurs et jusqa certain » temps après ladite contagion, sur les dites peines et outre » de privation de ses gaiges qu'est de la jouissance d'une » année du dit lieu et appartenances de l'Asnerye. »

XXVII.

La position de Nantes était triste.... Ce n'était pas assez de la guerre au dehors, du désordre au dedans, la *peste* se montra de nouveau au commencement du mois d'avril 1582, et continua dans les mois suivants.

Félix Plater rapporte qu'un message venant d'Italie, où la peste sévissait, la communiqua à Bâle. Ozanam dit qu'elle régnait aussi à Lyon en 1581. Cette circonstance nous fait penser que la maladie contagieuse que mentionnée par les historiens nantais était réellement la *peste*.

Par ordre du bureau de la ville, ceux qui succombent sont enterrés, pendant la nuit, dans les cimetières de leurs paroisses, et l'inhumation dans les églises est expressément défendue....

« Les morts, dit l'ordonnance, seront enterrez de nuit es » cimetières de chacune de leurs paroisses où il y en aura, » et où il n'y en aura es preaux ou cloistres par permission et » le congé des religieux sinon es cimetières du Champ-» Fleuri et de Sainte-Catherine et non dans les églises. »

Dans cet arrêté, il y avait certes un grand progrès : on défendait d'inhumer le jour, dans la crainte probablement que ce tableau n'eût impressionné les habitants et donné plus d'intensité aux causes épidémiques qui agissaient sur eux ; et, en empêchant d'enterrer les corps dans les églises, on détruisait une influence délétère, car la chaleur qui s'y faisait sentir quelquefois devait favoriser l'action des miasmes qui s'élevaient de cadavres placés à peu de profondeur. Mais, une fois que la peste eut cessé ses ravages, on continua, comme par le passé, à inhumer dans les temples.

Julien Pesche, atteint de l'épidémie, succombe, et le nommé Jean Piot, apothicaire-chirurgien, est chargé de le remplacer pendant trois mois. On lui donne vingt écus d'or par mois, qu'on lui paie d'avance.

La *peste* continua d'exercer ses ravages. La police, afin d'en arrêter les progrès, prescrivit de — tenir les rues propres, — d'allumer le soir des feux dans les carrefours, — de cesser les inhumations dans les églises, — de purifier les maisons où il y avait eu des pestiférés, — d'envoyer au sanitat les malades pauvres.

L'arrêté défendait aussi aux pestiférés, sous peine d'amende et du fouet, de paraître en public avant le quarantième jour après leur convalescence.

Il enjoignait encore à tous les serviteurs de l'hôpital de porter des gaules blanches auxquelles devaient être attachées de petites cloches pour avertir les personnes de s'éloigner d'eux.

Voici cette ordonnance :

Articles de la police contre la peste.

Pour prevenir moiennant la grâce de Dieu à la contagion qui pullule et s'accroist de jour en jour en ceste ville ont esté arrestés les articles cy après en l'assemblée générale de la dite ville en l'hôtel commun pour être inviolablement gardés.

En premier lieu est et sera ordonné à tous habitans de ceste ville et forsbourgs de tenir les ruës nettes et mundes, chacun en droit, soy sans y mettre ou gester ou souffrir qu'aulcunes immondices de quelque qualité qu'ils soient ou puissent estre, y soient mises ou gettées de jour et de nuit par eux, leurs domestiques ou autres quelconques, soit des curures des places, charrées de buées, eaux putrides et infectes et aultres ordures et infections sur peine d'un escu d'amende exécutible sans deport applicable au sanitat, paiable par celuy audevant duquel seront trouvées les dits immondices sauf son recours contre tiers qui les y auraient mis ou getté qui seront condamnez en ce cas en telle amende paiable pour une moitié au dénonciateur et oultre en tous dépens, domaiges et intérêts. Et aussi commandé à toutes personnes qui n'ont privez en leurs maisons de faire faire dedans ung mois et sur peine de saesie de sa present apposée sur les maisons esquelles n'y a privez, et de la somme de dix escus d'amende, et à tous ceulx qui ont des privez, caves latrines ou garde robes effrondées et des eaux en leurs caves de les faire netoier promptement et de nuit à commencer à dix heures du soir et finir à deux heures au plus tard ce dedans huistaine pour toutes profexions et delais sur peine de 10 escus d'amende exécutible contre le seigneur et propriétaire ou son principal fermier sauf à repeter contre les propriétaires, applicable audit sanitat, et pendant le temps dudit nétoiement seront les logeix parfumez d'encens et aultres parfums odoriférans à ce que les demorans esdits logeix ou aultres passans ne soient infectez.

Seront faicts feus publics jusques un mois les jours de dimanche, mercredy et vendredy sur les sept heures du soir en chacun carefour et pour cet effet tous les habitans fourniront chacun un fagot de bois sec à peine de cinq sols d'amende exécutible sans deport contre chacun desdits habitans qui n'auront obéi pour estre emploié en achat d'aultres bois et à ce que les dits ordonnances soient gardées et exécutées seront commissaires establis deux en chacune rüe, avec puissance d'exécuter ceux qui ne tiendront leurs rües nettes jusques à 60 auxquels commissaires et chacun d'eulx sera ordonné de s'acquitter fideslement au faict de la dite commission sur peine de 10 escus d'amende exécutoire sans deport aussi applicable au sanitat.

Les maisons qui ont pestiférées au passé en ceste ville et forsbourgs seront recherchées à heure en aultres et celles qui n'ont été purifiées le seront de l'ordonnance des gouverneurs des poauvres ou commissaires du sanitat par hommes fidelles qu'ils nommeront à cette fin, ne conversant avec les autres laquelle purification se fera de nuict entre les dix heures du soir et trois heures du matin aux charge despans des propriétaires desdits logeix ou leurs fermiers. Seront les deputez à ladite fin accoutrez de bougrain croisé de deux croix blanches, l'une devant et l'autre derrière et porteront chacune une verge blanche.

Pour l'advenir sera député un médecin et chirurgien demeurant en ville pour visiter et secourir ceux que Dieu visitera de la contagion. Les malades qui ne seront frapez de ladite contagion ains d'autres maladies se pourront faire traicter et medicamenter par tel medecin et chirurgien deputez à la dite fin.

Les infectez de la contagion si sont poauvres seront incontinant menez au sanitat et la maison cadannée, en laquelle seront enfermées personnes pour incontinant purifier la dite maison de l'ordonnance des dits gouverneurs des poauvres ou commissaire du dit sanitat par les moiens qui seront trouvez plus propres pour purifier.

Et quand aux malades de contaigion ayant moien demeureront en leurs maisons et en icelles se feront traiter si bon leur semble à leurs despans parce qu'ils seront cadannés et en icelles avecque leurs gens et serviteurs qui y vouldront demourer et à leurs frais se feront administrer et vivres et toutes choses nécessaires et aura le chirurgien qui les traictera la clef du cadane pour aller et venir es dits maisons pestiférées et servir et médicamenter les dits contaigieux.

Sera aussi en l'option des hommes riches de se retirer au

sanitat ou aux champs pour se faire medicamenter à leurs despans, et en tous cas seront leurs maisons cadanées et purifiées le plus promptement que faire se pourra en la forme prescrite.

Les pestiférés ayant moien prendront les médicaments chez tel apothiquaire que bon leur semblera et neantmoins sera nommé un apotiquaire certain pour le service du sanitat qui tenant ses comptes fournira de l'ordonnance du médecin et chirurgien et chargera ses parties du nom de celui y pour lequel il les aura fournies.

Sera tenu fidelle registre des noms et surnoms de tous ceux qui seront menez au sanitat, et qu'elles maisons ils seront sortis, par les despancier et chirurgien du sanitat, à peine de payer les frais en privé nom.

Le médecin deputé pour visiter les malades de contaigion trois fois la sepmaine se transportera en lieu certain près le dit sanitat pour ordonner ce qu'il sera requis aux malades y estant et suivant les ordonnances du chirurgien domestique traictera les dits malades sur les peines qui en tel cas es absent.

Tous malades qui auront esté frapez de contagion ne fréquenteront en publicq que quarante jours après leurs reconvalescences sur peine de 100 escus et du fouet à faulte de payer comptant et à pareil ne seront ouvertes leurs maisons que XL jours après la purification d'icelles. Est par exprès ordonné à tous les demorans en maisons visitées de contaigion de faire prompte déclaration aux commissaires du Sanitat de leurs malades sur peine de 100 escus d'amende exécutoire sans deport sur leurs biens applicable au Sanitat, et à tous médecins, apotiquaires et chirurgiens, en advertir lesdits commissaires sur semblable peine et administrer à chacun médicament et secours.

Le chirurgien domestique du Sanitat et tous les serviteurs d'icelluy porteront des gaules blanches et de petites cloches au bout d'icelles et de loing se mondront toutes les personnes de se retirer sur peine de punition corporelle, et oultre sera ledit chirurgien accousté de quelque accoustrement et bougrain croisé comme dessus, et les personnes contaigieuses seront menées audit Sanitat par les ruelles sur le soir et non en plein jour comme il s'est faict le passé et sera faicte une chaise propre pour les malades qui ne se pourront soutenir d'eulx-même pour la vehemense de la maladie, et est défendu aux serviteurs dudit Sanitat d'en user autrement sous peine du fouet. Auxquels serviteurs dudit Sanitat et aux deputez pour lesdites purifications est défendu de prendre, enlever, ni dérober aucune chose des maisons esquelles ils entreront sur peine d'estre pendus et es estranglez.

Es églises parochiales ne seront ensepulturés aucunls morts de contaigion de quelque qualité qu'ils soient.

Chacun dizainier fera rapport promptement de ceux qui seront tombez malades en leurs dizaines auxquels commissaires dudit Sanitat ou aux dits médecins et chirurgiens, et des contraventions qui seront faictes aux susdites ordonnances sur peine de s'en prendre à eux.

Seront establis commissaires en chacun cartier gens de bien et d'honneur pour avoir l'œil à ce que les ordonnances cy-devant soient gardées à chacun desquels est ordonné pouvoir d'exécuter les ordonnances cy-dessus contre les contrevenans.

Ces articles, donnés le 26 mai, furent observés exactement et avec tant de succès, dit Travers, que la ville eut la consolation d'apprendre un mois après qu'il n'y avait plus de malades de la *peste* au Sanitat... On ne peut donner trop de louanges, continue le même historien, à la vigilance et à l'étendue de la charité de nos anciens magistrats. Rien ne fut épargné pour soulager les pauvres pestiférés, ni les remèdes ni les bons soins.

La ville paya tous les frais qu'occasionna la *peste ;* et elle eut au Sanitat un chirurgien aux appointements de 10 écus d'or par mois. Elle proposa le double pour avoir un médecin; mais, chose incroyable, personne ne voulait accepter à ces conditions; ils demandaient davantage, *tant la charité qui donne volontiers sa vie pour ses frères était alors refroidie dans les médecins. La vüe des biens éternels dont Dieu récompense la charité ne les touchait pas* (Travers)...... Enfin, continue le même historien, dans l'assemblée de ville du 10 août 1591, sur le refus du maître chirurgien servant à l'hôpital des pestiférés d'y continuer ses services à 60 liv. de gage qu'on lui donnait par mois, on proposa qu'il serait bon d'y mettre un garçon chirurgien qui, après quatre ou cinq ans de service, serait reçu maître.... Les chirurgiens et les médecins présents au bureau accueillirent la proposition; elle n'eut point d'exécution alors, la ville ayant consenti à donner 40 liv. d'augmentation d'appointements au chirurgien ordinaire... Ce jour-là, on reçut deux médecins, pour visiter les malades de l'hôpital des pestiférés, sans autre traitement que l'exemption de leur service de la garde pendant l'année ainsi qu'ils l'avaient demandé.

CHAPITRE VII.

Disette. — Maladie épidémique. — Encombrement du Sanitat. — Le duc de Mercœur ordonne aux médecins de se réunir en consultation. — Peste. — Rapport d'un docteur régent. — On oblige les convalescents à porter une baguette blanche pour avertir les passants. — Peste. — Dévouement des Récollets et des Capucins. — Le chapitre interdit les sermons. — Traitement de la peste au XVIIe siècle. — Maladie épidémique. — Prières publiques et don à Saint-Sébastien. — On défend aux pauvres d'entrer à Nantes. — Refus des Capucins de visiter les malades. — La ville empêche des comédiens de donner des représentations. — Insalubrité de quelques hôpitaux. — On décide la construction de l'Hôtel-Dieu.

XXVIII.

A la guerre du calvinisme avait succédé la guerre de la ligue... Pendant ces luttes intestines, les campagnes restaient incultes, abandonnées, et leur population, refoulée par la guerre et refoulée aussi par la famine, se jetait dans les villes où la misère et le *typhus* ne tardaient point à exercer de cruels ravages...

L'année 1595 fut affreuse pour Nantes. Les terres ravagées et incultes avaient été la cause d'une disette à laquelle vinrent s'ajouter la rigueur d'un froid excessif et une inondation... Une maladie épidémique, comme il en survenait à tout renouvellement de guerre intérieure, vint aussi affliger la ville.

L'année suivante, les pluies furent si abondantes que, de mémoire d'homme, rapportent les historiens, on n'en avait vu une si grande quantité..... La misère et la mauvaise nourriture que le peuple fut dans la nécessité de prendre, par la perte de la moisson, donnèrent naissance à une maladie épidémique..... On fit à Saint-Sébastien la procession en usage depuis des siècles lorsque la *peste* se déclarait ; mais la maladie ne cessa pas.

XXIX.

En 1597, la disette continue ; les pluies sont très-fréquentes ; les eaux de la Loire débordent ; la récolte est presque nulle, et un grand nombre de pauvres accourent à Nantes pour y chercher la nourriture qu'ils ne trouvent plus dans les campagnes. Six à sept cents de ces malheureux, en dehors des portes Saint-Pierre, de Saint-Nicolas et de la Poissonnerie, reçoivent des aumônes de la ville ; beaucoup sont employés aux travaux publics.

Le Sanitat est encombré de malades. L'intensité de l'épidémie est si grande que le duc de Mercœur, effrayé des suites que peut offrir une maladie qui dure depuis si longtemps, qui sévit avec tant de force, ordonne aux médecins de s'assembler et d'indiquer des moyens pour en arrêter le cours. Les médecins s'assemblent et rédigent une consultation dans laquelle ils prescrivent : *de faire sortir de la ville tous les vagabonds, de changer et de brûler la vieille paille des lits de l'hôpital, de tenir les rues propres et d'y faire, trois fois la semaine, deux feux à deux cents pas de distance ; de défendre la vente du pain chaud et tout ce qui serait susceptible de provoquer la corruption ; de ne point faire usage de fruits verts, de concombres, etc., d'interdire la circulation des porcs dans la ville.*

XXX.

Les fréquents débordements de la Loire, les froids excessifs et de longue durée, les pluies continuelles et abondantes, la disette des grains et les maladies épidémiques continuèrent à désoler le pays. « On recourait à Dieu et » l'on n'était pas écouté parce que le crime, la révolte et la » sédition contre le roi et l'évêque continuaient toujours. » Nantes devait périr ; mais le soin qu'elle eût toujours des » pauvres arrêta le bras de Dieu qui s'appesantissait sur » elle. » (Travers.)

XXXI.

En 1600, la peste dévaste l'Espagne et le Portugal. En 1602, elle est à Nantes..... La frayeur est générale ; on trouve à peine un médecin pour soigner les malades. Ce n'est qu'à des conditions très-onéreuses que la ville engage un ecclésiastique pour porter aux pestiférés du Sanitat les secours spirituels, et un homme de l'art pour les visiter. Elle donne au prêtre une robe, la nourriture, le logement, huit écus d'or par mois, payés d'avance, et la promesse d'être nommé aumônier à la première vacance ; à Pierre Silvestre, maître chirurgien, elle accorde son logement dans la rue de la Boucherie, proche de la porte de Sauvetout, cinquante écus d'or pour se meubler, et, tous les mois, soixante-dix écus d'or également payés d'avance. On lui promet aussi une gratification de quatre-vingts écus un mois après la cessation de la *peste.* Silvestre s'oblige à mettre un garçon chirurgien au Sanitat pour panser les malades, et à aller les visiter souvent lui-même. Il se charge de voir les pestiférés de la ville, des faubourgs, de Saint-Donatien, de Pirmil qui l'appelleront et qui le paieront ; de porter, toutes les fois qu'il ira dans les rues, une baguette blanche pour être reconnu et évité...

Le nombre des malades est considérable... La peur est partout, chez le pauvre comme chez le riche ; chacun ferme sa boutique, ses magasins ; les rues sont désertes, et la vue des signes des pestiférés mis sur leurs maisons glace d'épouvante le peu de personnes qui passent... L'émotion est grande; dans les superstitions qu'excite la maladie, le peuple, effrayé de tant de désastres, s'en prend aux calvinistes, qu'il accuse d'être la cause du fléau qui décime Nantes.

On ne donne plus aux morts de sépultures particulières; mais d'immenses trous, creusés dans le cimetière de chaque paroisse, reçoivent les cadavres; le pauvre et le riche sont jetés ensemble... Il n'y a pas d'autre mode d'inhumation et il ne peut y en avoir d'autre : le grand nombre de morts empêche de songer à se procurer des cercueils...

Il fut enjoint aux bouchers de tenir leurs bestiaux hors de la ville; aux tripiers d'accommoder et de préparer la triperie dans les faubourgs... On ordonna aux convalescents sortant du Sanitat d'aller passer dix à douze jours au *bois de la Touche* (ancienne maison ducale, voisine du Sanitat), à leurs dépens s'ils en avaient les moyens, mais aux dépens de la ville s'ils étaient pauvres...

Le chiffre des morts fut grand. Le chirurgien Silvestre succomba... La ville, pour le remplacer, offrit sa place à plusieurs maîtres. Ils refusèrent tous, dit Travers; l'on fut dans la nécessité d'accepter les services d'un compagnon auquel on promit quarante écus de gage par mois, vingt écus pour son mobilier et la maîtrise lorsque la maladie aurait cessé.

Si aucun des maîtres chirurgiens ne voulut accepter le titre et les charges de chirurgien du Sanitat, ils ne refusèrent point, cependant, de visiter les malades de la ville. Le rapport qui suit le prouve évidemment, et il fait voir en même temps que la maladie qui sévissait alors était la vraie peste d'Orient :

« Nous soussignés docteur régent en la Faculté de Mé-
» decine et maître chirurgien juré à Nantes, certifions à
» q'il appartiendra qu'en vertu de l'ordonnance de MM.
» es maire et eschevins et aultres notables bourgeois as-

» semblés en la maison commune de la ville le premier » jour d'août présent mois et an.

». Nous estre transportés aux faux bourgs de Bicée et » Vertays pour sçavoir et cognoistre si le bruit qui cou- » rait il y aurait aulcuns quy fussent infectés de contagion, » et ce en présence et en la compagnie de syre Pierre » Bourbulon sieur de la Roche, Ymber d'Orléans sieur de » Beauvois eschevins et noble homme Louis Michel sieur » de la garnison procureur syndic des bourgeois du dit » Nantes et les pères des pauvres de l'hôpital du dit Nantes.

» A ce environ les trois heures d'après-midi de ce jour » cinquiesme d'août mille six cents deux ou estans premier » avons entré en une maison assise au dit faux bourg de » Vertays et avons trouvé un homme et une femme gizants » au lit malades. Et après avoir visité l'ung et l'aultre avons » trouvé estre touts deux malades d'une frebure continue » avec du purpure qu'on appelle, sans toutefois grands ac- » cidents et passans oultre en le dict faux bourg de la » mesme rue a main droite avons faict entrer le dit chi- » rurgien en une maison ou l'on disait quelqu'un homme » était mort en peu de jours de contagion, et le chirurgien » nous aurait représenté une femme gizant au lict au bas » de la dite maison laquelle après aoir vu et visité, au- » rions vu estre saisie d'un charbon qui lui couvrait le » menton et partie de la joue dextre, avec une grande in- » flammation, et continuant ma visitation a deux ou trois » maisons du mesme costé nous aurait esté dict par les » voisins qu'ung nommé Morpain serait mort de contagion » depuis les sept jours derniers et le lendemain du desces » du dict Morpain serait a pareil jour descedé sa femme » de la mesme maladie et de faict aurions trouvés à la » porte du dict Morpain et femme trois enfants scavoir ung » masle agé d'environ douze a treize ans et deux filles de » six a sept ans, lesquels après avoir faict visiter par le

» dict chyrurgien avons trouvé que le fils et l'une des
» filles avaient des tumeurs en l'aine prest a apostemer.

» Et nous a semblé et avons jugés que les dicts tumeurs
» provenaient de contagion par la communication de leur
» père et mère, et sur le derrière de ces dicts maisons
» avons trouvé en une loge une femme agée de cinquante
» ans environ, avec une parotide tumeur qui estait der-
» rière l'orailhe droite laquelle avons jugé estre de très
» mauvaise qualité, et nous aurait despuis raporté le dict
» chyrurgien qu'en la dicte rue il aurait veu ung home et
» une fille en deux maisons scavoir l'home avec ung tu-
» meur appellé bubon en l'ayne et la fille avec la purpure.
» Toutes lesquelles sortes de maladies et tumeurs après
» les avoir veues et considérées, jugeons que ce sont des
» maladies contagieuses et desquelles se fault garder soi-
» gneusement et empescher avec touts les remedes conve-
» nables que le mal ne rampe et passe plus avant de crainte
» qu'il n'y ait une universel contagion en la ville et faux
» bourgs qu'en brief pourrait apporter une grande désolation
» si promptement il n'y ait remedié, et estre nostre pro-
» cès-verbal que nous avons faict et delivré sur nostre si-
» gne aux dicts sieurs eschevins et peres des pauvres pour
» s'en servir comme ils voiront avoir affair.

» Les jours et an que dessus.

» VAZ. »

Si nous n'avions pas à regretter la perte des registres de l'ancienne Faculté de médecine de Nantes et ceux de l'Université, malheureusement brûlés en 93, nous aurions pu donner les détails qui nous manquent sur cette épidémie et sur toutes celles qui régnèrent à Nantes pendant les XVIe et XVIIe siècles... Les *prima mensis* de la Faculté, nous apprend Laënnec, en avaient religieusement conservé l'histoire.

L'année suivante, la *peste* cessa ses ravages pendant l'hiver ; mais elle reparut au printemps et nécessita les mêmes mesures. Pour empêcher les convalescents de communiquer avec les personnes du dehors, on les enferma dans des *enclos* de toile ; et, dès qu'on leur permit de sortir, on les obligea à porter une baguette blanche pour avertir les passants d'éviter leur approche..... On défendit aussi de vendre du vin nouveau avant la Saint-Martin, « de peur, disent les historiens, que la fermentation n'eût favorisé le retour de l'épidémie. »

XXXII.

Depuis plusieurs années, la *peste* n'avait pas sévi... Le 28 janvier 1606, le commerce de Nantes reçût des certificats qui constataient que la cité était exempte de maladie contagieuse.

Le 12 janvier 1612, la *peste* reparut ; on ouvrit le sanitat, on y plaça des serviteurs et des servantes pour le service des malades ; messire Jean Guinheuc du Portal fut nommé aumônier... La maladie ne dura pas longtemps ; elle cessa le 20 mai.

XXXIII.

1625 est près de finir... La peste est à Nantes... L'effroi est grand... on n'ose sortir pour prendre l'exercice en plein air ; on reste chez soi en proie à la terreur et aux effets d'un air vicié par la présence continuelle de toutes les personnes de la maison.

Aux moyens hygiéniques que l'on employait ordinairement dans ces circonstances, on ajoute les mesures suivantes : les pestiférés sont mis dans un bateau, près de Ste-Catherine et conduits, par eau, au sanitat, dans la crainte qu'ils ne communiquent la maladie en traversant la ville pour se rendre à l'hôpital. Les malades du sanitat sont placés dans des loges particulières, les maisons des pestiférés cadenacées; toute communication leur est interdite, et des commissaires leur fournissent des aliments; des hommes appelés *désaireurs* et qui sont chargés de désinfecter les maisons, enterrent les morts pendant la nuit dans le cimetière du Sanitat.

Le chapitre défendit les sermons du dimanche, de crainte que le grand rassemblement que les prédications occasionnent dans les églises n'exercent une influence fâcheuse sur l'épidémie... Cette mesure était un grand progrès, car, dans ces temps, il fallait des circonstances aussi graves et des hommes qui commençassent à comprendre l'importance de l'*hygiène publique* pour priver le peuple d'entendre la voix des ministres de son culte, voix qu'il écoutait avec d'autant plus de foi que la mort menaçait alors beaucoup d'existences.

Les Récollets et les Capucins bravèrent la contagion et se rendirent près des malades pour leur donner les soins qu'ils réclamaient. Ces religieux portaient un habillement de camelot fil retors, comme moins susceptible de recéler la peste. Ils prirent encore d'autres précautions; ce fut en vain. Comme les autres, ils tombèrent malades et ils succombèrent... Leur conduite est bien digne d'éloges ; car, à cette époque, la crainte de la contagion était grande, et la peur de la mort dominait tout le monde.

Nous ne connaissons pas le chiffre des personnes qui furent atteintes de l'épidémie ; il a dû être considérable puisque la ville dépensa pour 15,000 liv. de médicaments dans l'espace de vingt mois.

XXXIV.

L'année 1631 s'est ouverte pour Nantes sous de tristes auspices... Dans tous les quartiers de la ville, la *peste* frappe tour à tour les diverses classes de la société... C'était bien la véritable *peste*. Cette maladie régnait alors dans tout le Midi... De Toulouse elle avait été apportée à Montpellier par un capucin qui avait le charbon aux jambes et deux bubons, l'un à l'aine, l'autre sous l'aisselle... Ranchin, qui était chancelier de la faculté de médecine, en a fait une relation. En 1631, la peste exerçait aussi des ravages à Lyon, où elle avait été apportée de la Provence.

On rouvrit le Sanitat, et l'on mit en usage les moyens ordinaires... La police rendit, en outre, une ordonnance portant « défense à toutes personnes de la ville, de loger, » ni recevoir chez elles hommes ou marchandises venantes » d'Angers, Tours, Blois ou aultres lieux contagieux sans » avoir montré certificats de santé en bonne forme, à peine » de 200 liv. d'amendes et de punition corporelle, et or- » donne qu'une maison en Grande-Biesse, où il a paru de » la contagion, sera fermée et cadenacée à ce que personne » n'en puisse sortir sans permission, et outre de donner » promptement avis des maladies aux capitaines de quar- » tiers. »

Le traitement suivant fut généralement employé par les médecins contre cette peste : on faisait vomir les malades, dès le début, avec l'huile d'olives ou de noix battue avec de l'eau tiède et quelques gouttes de vinaigre ; on mettait ensuite les pestiférés dans un lit chaud où ils prenaient de l'eau ou du suc de chardon bénit, de germandrée, de souci, de rhue ou de scabieuse, et un peu de thériaque pour provoquer la transpiration et une sueur abondante ; puis on les essuyait bien, on les changeait de lit, s'il était possible, et on leur donnait du bouillon acidulé avec la chicorée ou du jus de citron.

Si les malades étaient altérés, on acidulait les boissons avec du citron ou du vinaigre. On pansait les bubons avec des cataplasmes d'oignons cuits sous la cendre et de la thériaque, ou avec du lait, un jaune d'œuf et du levain de froment ; on ouvrait les charbons, l'on jetait dedans une goutte d'huile bouillante et on appliquait un onguent fait avec un jaune d'œuf battu, de l'huile et du sel.

En 1636, la *peste* reparut encore.

On rouvrit le Sanitat et on fit de grandes dépenses pour fournir des médicaments aux malades et du pain aux malheureux; mais les remèdes, disent les historiens, ne furent point efficaces. Le bureau de la ville, sur l'avis du procureur syndic, proposa d'implorer les secours du ciel ponr apaiser la colère de Dieu. Sur son invitation, le chapitre ordonna des prières de quarante heures dans toutes les églises de Nantes. « Dieu consola son peuple, dit Travers ; » il n'y avait plus de malades au mois de novembre, et le » burreau arresta le 15 du mois par forme de reconnais- » naissance des faveurs que ceste ville a rescu de la bonté » et assistance divine aux maladies contagieuses qui au- » raient esté tant en la dite ville que aux fauxbourgs. De » commun advis de messieurs a esté délibéré que mardi » prochain ils feront un voyage en l'église de M. Saint- » Sébastien, ou la messe sera celebrée et sera fait don et » present a la dite église de 300 liv. tournois pour la réedi- » fication de l'autel du dit saint en la dite église ou aultre- » ment au plus grand ornement de la dite église, ainsi » qu'il sera cy après advisé. »

La maladie, qui avait cessé pendant la rigueur de l'hiver, se déclara encore l'année suivante. Elle se manifesta d'abord dans les quartiers de Saint-Clément et du Marchix. On ferma la porte de Sauvetout pour écarter les mendiants qui entraient en ville de ce côté; mais cette précaution fut inutile.

L'épidémie sévit avec intensité; un grand nombre de personnes entrent au Sanitat, qui est bientôt encombré de malades, au point que l'aumônier ne peut plus suffire pour leur administrer les secours spirituels. Les capucins qui, quelques années auparavant, s'étaient dévoués au service des pestiférés, refusent aujourd'hui de partager les travaux de l'aumônier : épuisé de fatigues et atteint lui-même de l'épidémie, ce digne prêtre tombe malade et succombe.

L'épidémie continua jusqu'en 1641.

On employa toutes les mesures que l'on avait mises en usage les années précédentes ; les plaisirs publics furent même interdits, et le bureau de la ville refusa de laisser jouer une troupe de comédiens.

A cette époque, il existait encore plusieurs petits hôpitaux ; mais tous n'avaient pas été construits dans des quartiers salubres, première condition cependant que l'on doit envisager lorsqu'il s'agit d'élever un asile aux malades. L'hôpital de Notre-Dame-de-Pitié, par exemple, qui avait été transféré dans la rue de l'Erdre (depuis la rue du Vieil-Hôpital), placé près d'une rivière que l'on pouvait considérer alors comme un marais ; cet hospice, dis-je, le plus important à cette époque, était et sous l'influence des effluves marécageuses et sous celle d'autres exhalaisons nuisibles, puisque trois cimetières l'environnaient : celui des pauvres, celui des suppliciés et celui des calvinistes. Aussi la plupart des malades y succombaient... En 1642, les administrateurs adressèrent une demande pour faire construire un hôpital dans un lieu plus convenable. Le bureau de la ville, faisant droit aux plaintes qu'on élevait sur l'insalubrité de Notre-Dame-de-Pitié, prit en considération les pétitions. Il arrêta qu'un nouvel hôpital serait bâti dans la petite prairie de la Magdeleine : c'est l'*Hôtel-Dieu* actuel, qui doit lui-même, à son tour, être remplacé.

CHAPITRE VIII.

Nantes est placée dans de meilleures conditions de salubrité. — Arrêts du parlement de Bretagne sur les inhumations. — Défense d'enterrer dans les églises et dans l'intérieur de la ville. — Plusieurs paroisses manquent de cimetières. — Lettre au duc d'Aiguillon relative à cet objet. — Des réformes qu'il reste encore à opérer dans l'hygiène des cimetières.

XXXV.

Les murs et les portes qui resserraient la ville ont été abattus ; les remparts du moyen-âge et de la ligue ont disparu ; l'air et la lumière pénètrent dans les rues étroites, sombres, sinueuses des siècles passés.

Les quais se construisent ; une levée contient l'Erdre dans un lit plus étroit, et a remplacé les marais qui bordaient les deux côtés de cette rivière. Les douves, ces foyers permanents d'infection qui entouraient les portes Saint-Pierre et Saint-Nicolas, vont être comblées, et formeront les places Royale et Louis XVI.

Des rues vont être élargies et pavées, des égoûts vont être construits ; de grands perfectionnements, enfin, vont être apportés dans cette partie importante de l'administration publique.

Sortant de sa vieille et triste enceinte, Nantes, qui n'est plus la capitale des ducs, mais qui est appelée à dominer par le commerce et l'industrie et non par les armes, va s'étendre sur le beau fleuve de la Loire.

Une ville nouvelle va s'ajouter à l'ancienne cité; des

rues, spacieuses dans tous les sens, vont s'ouvrir à travers les terrains Graslin ; encore vingt années de paix et d'un commerce actif, et Nantes égalera, si elle ne surpasse, par la magnificence et l'étendue, les plus belles villes de l'Europe.

La création de la nouvelle cité ne se fera pas sans que tout soit calculé pour le plus grand avantage de ses habitants; et tout ce qui tient à la salubrité sera, dès son origine, pris en considération par un maire plein de zèle et de dévouement, Gérard Mellier, magistrat populaire, si justement orgueilleux du plus beau titre que pouvait ambitionner un citoyen.... Cet habile et savant administrateur avait compris que les progrès du XVIIIe siècle devaient se traduire en réformes de tout genre, et que les plus urgentes consistaient à faire pénétrer l'air et la lumière dans les rues étroites, sombres, sinueuses que les siècles passés nous avaient léguées...... Il avait entendu autour de lui, comme on entend encore de nos jours, des artistes, des archéologues qui vivent dans le passé encore plus que dans le présent, — exprimer leurs regrets sur l'abandon des *gargouilles, des voussoirs* aux *rinceaux élégants, et des façades en encorbellements ;* — gémir sur l'indifférence en matière de *machicoulis, d'arceaux en anse de panier,* et *d'ogives à contre-courbe;* — défendre pied à pied les *fenêtres à compartiments, les pignons sur rue* et *les vitrages aux lames de plomb.....* Il conçut parfaitement l'intérêt que l'on attache à la conservation des anciens édifices, puisque les monuments historiques sont les parchemins d'une nation, et qu'un peuple qui ne respecte point son passé est un peuple sans avenir ; mais il sut comprendre aussi que, dans un grand nombre de cas, cela est fâcheux sans doute, *l'hygiène publique* ne peut vivre en paix avec les archéologues et les artistes fanatiques qui poussent jusqu'au fétichisme le respect de l'art ancien ; il sut comprendre que conformer la rigueur des préceptes hygiéniques avec la physionomie gothique d'une ancienne ville est chose impossible, et il ne perdit point de vue l'influence des rues étroites, des maisons mal aérées et mal éclairées sur l'intensité et la propagation des grandes épidémies qui avaient décimé Nantes... Bien plus, il avait pensé, comme la commission des logements insalubres lorsque M. A. Bobierre, un de ses organes, disait, dans le rapport qu'il présentait l'année dernière à M. le maire de Nantes, « qu'apporter l'air et la lumière dans un quartier, c'est en améliorer l'état intellectuel, et en expulser, partiellement au moins, les habitudes crapuleuses et immorales..... »

XXXVI.

Un progrès immense dans l'*hygiène publique* de Nantes va encore s'accomplir : le défaut de cimetières hors de la ville, les églises dans lesquelles on faisait des inhumations ont fixé l'attention de l'autorité... Il était temps ; car ces églises paroissiales, trop petites, situées dans des lieux trop resserrés, étaient infectées soit par les miasmes qui s'exhalaient des morts qu'on y enterrait journellement, soit par les exhalaisons des vivants qui les fréquentaient.

Les églises, comme nous l'avons déjà vu, étaient de véritables foyers d'infection, qui atteignaient particulièrement ceux que les devoirs de la religion, les chagrins et la piété y attiraient fréquemment... C'est dans l'intention de détruire cette cause de mort que le parlement de Rennes, par un arrêt du 16 août 1719, défendit à tous les recteurs et curés des paroisses de la province, à tous supérieurs de communautés et maisons religieuses, à tous chapelains et autres personnes, de ne faire aucun enterrement dans les églises ou chapelles, si ce n'étaient de ceux qui y avaient droit.

Les abus que l'on voulait faire cesser ne furent point empêchés ; car cinq ans après cette sage ordonnance, les recteurs et les curés de Nantes recevaient l'ordre de lire au prône de leur grande messe l'arrêt suivant que la cour leur adressait :

Extrait des registres du parlement du 4 may 1724.

« Le procureur général du roy entré à la cour a remontré qu'il avait eu avis qu'il y a une grande mortalité dans la ville de Nantes ; qu'au préjudice de l'arrêt de réglement du 16 août 1719, on y enterre dans les églises, qui sont si pleines de corps morts, qu'il n'est plus possible d'en ouvrir les terres, ce qui pourrait par les mauvaises exhalaisons causer de la contagion : à quoi étant nécessaire de remédier, il est de son ministère d'y pourvoir.

» A ces causes, a le dit procureur général du roy requis, qu'il plût à la dite cour d'y pourvoir, sur les conclusions qu'il a laissé par écrit : sur ce délibéré la cour fait très-expresses exhibitions et défenses à tous recteurs et curez des paroisses de la ville de Nantes, et à tous supérieurs des communautez et maisons religieuses, à tous chapelains, et à toutes personnes de la dite ville, de faire aucuns enterremens dans leurs églises ou chapelles, si ce n'est de ceux qui ont droit. Ordonne que toutes personnes, de quelque qualité et condition qu'elles soient, seront inhumés dans les cimetières, et que les fosses seront de cinq pieds de profondeur. Ordonne que le présent arrêt sera, à la diligence du substitut du dit procureur général du roy au présidial de la dite ville de Nantes, lu et publié dans les églises, paroisses et chapelles de Nantes, à ce que personne n'en ignore.

» Fait en parlement à Rennes, le 4 mai mil sept cent vingt quatre.

» Signé : J. M. LE CLAVIER. »

Il se passa un grand nombre d'années avant que les arrêts du parlement reçussent leur exécution. Dans plusieurs endroits de la province, et particulièrement en basse Bretagne, malgré les défenses, les paysans surtout s'opiniâtraient à faire inhumer dans leurs églises, et souvent ils rassemblaient plusieurs corps dans la même fosse. Ces paysans poussaient l'entêtement si loin que, quand les recteurs s'opposaient à ces enterrements, ils les faisaient eux-mêmes sans recourir aux cérémonies de l'église.

XXXVII.

Quelque générales et quelque publiques qu'avaient été les défenses faites par les différents arrêts du parlement d'inhumer dans les temples, la vanité des uns et la complaisance des autres trouvèrent des moyens, ou pour mieux dire des prétextes d'éluder une loi si précise, et en même temps si nécessaire... Le 21 avril 1758, un nouvel arrêt, renouvelant les précédents, défend de faire aucun enterrement dans les églises, à peine de 20 liv. d'amende, et ordonne que toutes personnes, de quelque qualité et condition qu'elles soient, seront inhumées dans les cimetières, et enjoint aux généraux des paroisses dont les cimetières sont trop petits d'acheter un terrain convenable et proportionné. Mais bientôt on voit différents particuliers prétendre être dans le cas de l'exception, sous prétexte que le corps de quelqu'un de leur famille est couvert d'une pierre plus grande que les pavés ordinaires. Un nouvel arrêt, rendu le 12 juin de la même année, bannit ce vain et ridicule prétexte, en prescrivant que « nulle personne ne peut être en- » terrée dans l'église, si ce n'est les seigneurs supérieurs » ou fondateurs, et ceux qui ont des enfeus, lesquels sont » des droits honorifiques et des prééminences de fiefs, avec » des chapelles prohibitives ou caveaux voutés. »

Pour se soustraire à une défense si absolue et si générale, on imagine de nouveaux prétextes, et des généraux de paroisse, cachant leur orgueil sous leur misère, demandent la permission de faire inhumer leurs morts dans l'église, parce que leur cimetière est trop petit ; et qu'ils n'ont pas les moyens d'acheter un terrain suffisant pour y suppléer... La famille d'un nommé le Roux, prêtre, décédé à Josselin le 1er octobre 1758, croit que ces défenses ne sont pas faites pour les ecclésiastiques et se dispose à l'inhumer dans l'église. L'opposition des juges déconcerte le projet arrêté ; mais il ne le fait point abandonner ; on change seulement les moyens de l'exécuter. Les parents du mort, de concert sans doute avec le recteur, demandent à un gentilhomme de permettre que le corps du décédé soit mis dans un enfeu qui passe pour lui appartenir dans l'église. Il y consent, et aussitôt le recteur achève la cérémonie... C'était assurément le prétexte le plus frivole que l'on pouvait donner pour contrevenir à la loi commune ; car les arrêts, portant que nulle personne autre que les seigneurs supérieurs ou fondateurs, ou ceux qui ont droit d'enfeu, ne pourra être enterrée dans les églises, défendaient clairement d'y admettre et d'y souffrir des étrangers. La famille du sieur le Roux, qui avait pratiqué cette fraude, le recteur qui s'y était prêté, avaient donc encouru la peine prononcée.... Le parlement la leur appliqua, comme nous le voyons par l'arrêt du 21 avril 1759, que nous avons sous les yeux, et décida qu'à l'avenir, les corps que l'on inhumerait ainsi, sans droit, dans les églises, seraient exhumés et transférés dans les cimetières, aux frais solidaires des familles, recteurs ou curés et trésoriers en charge qui auraient favorisé les contraventions.

A Nantes, on voulait respecter la loi, et les communes de Sainte-Radegonde, Saint-Laurent et Saint-Denis, qui n'avaient pas de cimetière et qui continuaient comme par le passé d'enterrer les morts dans leurs églises, adressèrent, au duc d'Aiguillon, la demande suivante :

« Monseigneur,

» Les recteurs et députés des paroisses de Sainte-Radegonde, Saint-Laurent, Saint-Denis et Saint-Vincent de

Nantes, prennent la liberté de vous représenter que, n'ayant point de cimetière, on est obligé d'enterrer dans leurs églises ce qui occasionne des inconvénients fâcheux contraires à la décence qui doit régner dans les temples et particulièrement à la santé des habitans qui les fréquentent. Toutes les fois qu'il faut ouvrir des fosses, les terres, ossemens et autres objets de corruption que l'on retire et dont on ne peut même soutenir la vüe sans horreur et sans répugnance, répandent pour plusieurs jours dans les églises, qui sont d'ailleurs petites et angustiées, une odeur si infecte, que bien des gens se trouvent obligés d'en sortir surtout dans le temps des chaleurs et des mortalités. On a souvent attribué des maladies épidémiques à ce mauvais air que cause dans les églises l'usage d'y enterrer, ce qui a déterminé le parlement de la province à deffendre cet usage par différens arrêts des plus pressans. Les supplians se sont trouvés jusques icy dans l'impossibilité d'obéir à des arrêts si sages ; touchés des motifs qui les ont fait rendre, témoins de votre zèle pour le plus grand bien de cette ville, considérants d'ailleurs que la démolition des murs et l'encombrement des fossés offrent plusieurs terreins dont on peut disposer sans préjudicier à personne, ils vous supplient, monseigneur, de procurer à leurs paroisses et autres de la ville dans le même cas, un cimetière commun à l'instar de la plupart des villes du royaume, qui soit suffisamment étendu, décemment clos et fermé, dans un lieu qui sans être nuisible aux embellissements de la ville, soit à proximité et commodité de leurs églises.

» Monseigneur notre évêque et autres de la ville qu'il vous plaira écouter à cet égard, vous attesteront la vérité des faits et des raisons de notre demande. Nous prierons Dieu pour votre conservation.

» 10e septembre 1760. »

Le duc renvoya cette demande à la communauté de la ville, qui répondit qu'elle n'avait aucun terrain propre à faire un cimetière, et que, lors même qu'elle en aurait eu, elle n'était pas tenue d'en fournir ; que c'était aux fabriques qui tirent du profit des enterrements, à se pourvoir d'un terrain convenable ; que, toutefois, comme il était nécessaire de supprimer le cimetière de Saint-Vincent pour élargir le passage public, elle pouvait dédommager cette paroisse de ce qu'il lui en coûterait pour l'acquisition d'un nouveau cimetière.

Celui de Sainte-Croix s'était trouvé depuis quelques années tellement rempli de cadavres qu'il était arrivé plusieurs fois qu'en y ouvrant des fosses, on avait exhumé des corps à demi-putréfiés.... Pour éviter l'horreur et le danger de ces exhumations, on s'était vu forcé de recourir à une ouverture profonde où l'on avait entassé, jusqu'à 1767, les corps en les couvrant de chaux vive. Le 20 avril de la même année, la fabrique de Sainte-Croix adressa une requête au parlement pour obtenir la permission provisoire de « faire inhumer les corps morts de sa paroisse dans le cimetière de Saint-Clément, en attendant, disait-elle, qu'il eût plu à la communauté de la ville de prendre les mesures convenables, d'indiquer un endroit commode, afin de servir de cimetière général pour toute la ville, ou du moins pour les paroisses qui n'avaient point ou presque point de cimetière. »

Six mois après, la cour, faisant droit sur cette requête et conclusions du procureur général du roi, permit aux suppliants de faire dorénavant et par procession porter et enterrer les corps morts de leur paroisse dans le cimetière de Saint-Clément.

L'anné précédente, un arrêt du parlement avait accordé provisoirement à la paroisse de Saint-Vincent la sépulture de ses morts dans le même cimetière de Saint-Clément. Ainsi trois paroisses faisaient leurs inhumations dans un cimetière bien circonscrit puisqu'il n'avait que 170 pieds de long et 132 pieds de large. Cependant, en le comparant aux autres, il était encore très-grand.

XXXVIII.

Tout le monde reconnaissait le mal que faisait à la santé publique la funeste coutume d'inhumer dans les églises et dans les cimetières placés dans l'intérieur des villes, et partout cependant les choses restaient dans le même état ! En France, c'est pendant un interrègne religieux ; c'est après les rudes attaques que le XVIIIe siècle et ses philosophes avaient portées aux préjugés, que cette révolution hygiénique s'est opérée... Ils n'ont point été tous vaincus ; tous les abus n'ont point été détruits, puisque nous voyons encore, dans les campagnes, les cimetières placés autour des églises, et trop petits relativement à la population, ce qui ne permet pas d'attendre un temps suffisant pour la décomposition des corps, avant de rouvrir d'anciennes fosses... Allez dans certaines localités, et vous verrez que les ouvertures n'ont pas deux pieds de profondeur, soit à cause du peu d'épaisseur de la couche de terre végétale recouvrant un sol trop résistant, et, ce qui est inconcevable, par le défaut de surveillance des autorités locales... Mais on se préoccupe peu de la nature et de la position du terrain, ainsi que de son étendue relativement à l'état de la population ; et, malgré les inconvénients qui résultent de cette imprévoyance, on laisse subsister l'abus, sans songer à y porter remède. Des réglements cependant existent à ce sujet : ce sont les articles 2 et 3 du décret du 23 prairial an XII, qui exigent que les cimetières soient établis à la distance de 18 à 20 toises de l'enceinte des villes et des bourgs ; qu'ils soient clos de murs d'au moins une toise d'élévation, et que l'on choisisse de préférence les terrains situés au Nord. C'est enfin le décret du 7 mars 1808, qui défend d'élever aucune maison, ni de creuser aucun puits à une distance moindre de cent mètres des cimetières; qui ordonne que les fosses aient au moins un mètre et demi de profondeur sur huit décimètres de largeur ; qu'elles soient ensuite remplies de terre bien foulée et que chaque fosse soit distante l'une de l'autre de trois à quatre décimètres sur les côtés, et de quatre à cinq à la tête et aux pieds ; que l'ouverture des fosses n'ait lieu que de cinq ans en cinq ans ; que les cimetières soient cinq fois plus grands que l'espace nécessaire pour le nombre présumé des morts par année....

Une maladie, que l'inexécution de ces préceptes de salubrité publique a fait naître, exerce ses ravages... L'autorité, inquiète de la mortalité, ne sait à quoi en attribuer la cause. Pour combattre l'épidémie, l'administration envoie des médecins sur les lieux ; mais que ne prévenait-elle plutôt les effets en détruisant les causes, puisque, depuis longtemps, elles lui avaient été signalées.....

CHAPITRE IX.

Des lazarets. — Peste de Marseille — Moyens que prend la ville de Nantes pour s'en préserver. — Création d'un bureau de santé. — Ses premières mesures. — Des quarantaines. — Réformes à opérer.

XXXIX.

A la *peste* qui, chaque année, ravageait l'Europe, la civilisation enfin opposa une barrière : ce furent les *lazarets*. Ces institutions, et toute espèce de mesures sanitaires relatives à la *peste*, n'existent point encore aujourd'hui dans les échelles du Levant, et se trouvent repoussées par l'imprévoyance fanatique des Turcs. Les Européens ne furent guère plus sages ni plus éclairés pendant plusieurs siècles. Leur aveuglement et leur négligence funestes existèrent même aussi longtemps que le négoce avec l'Orient se trouva presqu'exclusivement entre les mains des Vénitiens et des Génois. Mais, lorsque le commerce eut changé de route, les Français qui y prirent part ne tardèrent pas à être frappés de son danger et de la possibilité d'en prévenir jusqu'à un certain point les inconvénients. Plusieurs négociants de cette nation qui se trouvaient établis à Alexandrie et au Caire observèrent que les moines coptes se renfermaient en temps de *peste* dans leur couvent, et qu'ils se préservaient par cette séparation. Profitant de cette remarque, ils s'isolèrent et prirent le parti de ne communiquer avec la ville pestiférée, pour les relations sociales les plus indispensables, que par les fenêtres ou par les terrasses qui couronnent si agréablement les maisons des Orientaux. (*Russel. Peste d'Alep.*)

Cette heureuse et ingénieuse prévoyance, dit Moreau (de la Sarthe) fut bientôt connue en Europe, soit par la correspondance des négociants, soit par le récit des voyageurs, qui donnèrent en outre plusieurs détails fort instructifs sur différentes précautions en usage à Smyrne pour les Grecs, et dans plusieurs autres contrées les plus exposées à la *peste*...

Marseille, qui était dans le XVIe siècle le centre du commerce avec les Echelles, fut, suivant le même auteur, la première ville française où des institutions destinées à préserver l'Europe de la *peste* se trouvèrent régulièrement établies. Dans les *pestes* de 1586, 1587, on commença, suivant un des historiens de cette ville, à *s'aviser sérieusement de la contagion;* à parler d'établir des infirmeries, dont le but et la nature devaient rappeler les anciennes ladreries et les anciennes institutions de Saint-Lazare, et qui reçurent, d'après ce rapprochement, le nom de *lazarets*, qu'elles ont conservé. Ces établissements furent formés régulièrement vers le commencement du XVIIe siècle, d'après un plan et avec des réglements qui ont servi de modèle pour tous les établissements du même genre que l'on a fondés, soit en France, soit en Italie.

On a signalé, dans ces derniers temps, des abus; mais on n'a fourni aucune preuve démonstrative contre l'utilité réelle de ces établissements. Reconnaissons que les méprises, les mécomptes qui pourraient résulter de toute innovation auraient des conséquences si funestes que l'on ne peut mettre trop de lenteur, trop de prudence dans les vues les mieux entendues d'amélioration, ni trop de respect pour les usages que le temps a consacrés, surtout lorsque ces usages ne sont pas éminemment illusoires, ni contraires aux données les plus évidentes des sciences naturelles....Il est si incontestable, d'ailleurs, que les *lazarets* empêchent l'introduction de la *peste* qu'il a été prouvé, d'après les registres de l'intendance sanitaire de Marseille, que, depuis 1720, elle s'est montrée dans son *lazaret* en quatorze années différentes, sans pourtant se répandre dans la ville. Aujourd'hui même, nous lisons dans une feuille médicale que plusieurs cas de *peste* se sont déclarés dans le *lazaret* de Marseille, circonstance importante et d'où l'on doit tirer la conséquence que la maladie n'a pas perdu son pouvoir de s'étendre jusqu'à nous; que le commerce du Levant la transporte dans nos ports; qu'elle est contagieuse, et qu'enfin les *lazarets* empêchent sa communication.

La *peste* qui régna à Marseille en 1720 est encore une preuve en faveur des mesures sanitaires, puisque l'autorité, trompée par le rapport de quelques médecins, ne mit pas en usage les moyens qui, depuis un siècle, préservaient la ville de ce fléau.

Nantes en fut à l'abri, grâce aux mesures que prescrivit *Mellier*, qui sut s'entourer d'hommes instruits. Dans cette circonstance, il prit des soins minutieux, pour prévenir l'invasion de la maladie. Je les indiquerai. Nous avons vu la *peste* décimer Nantes jusqu'au XVIIIe siècle; il est intéressant, il me semble, de connaître à l'aide de quels moyens elle en a été préservée depuis. C'est en quelque sorte l'histoire du progrès dans cette partie de *l'hygiène publique;* c'est encore une démonstration des bienfaits que nous a procurés la civilisation.

La première mesure que prit l'administration municipale fut d'imposer aux hommes et aux marchandises venant de Marseille ou des environs une quarantaine. Voici cette ordonnance :

De par le Roy,

Les maire et eschevins de la ville et communauté de Nantes,

Veu les ordres particuliers de monseigneur le maréchal d'Estrées, gouverneur de cette ville et comté, en datte du 14 de ce mois, a nous sur ce addressez, portant entr'autres choses que la maladie contagieuse étant présentement déclarée à Marseille, et tout commerce interdit avec cette ville et les autres villes du royaume, nous devons prendre toutes les précautions nécessaires pour ne laisser entrer dans ceste ville aucunes marchandises, ni même des personnes venant de Marseille ou des environs, sans les avoir fait purger auparavant et fait faire une petite quarantaine, afin d'être assurez qu'ils ne porteront point le mauvais air dans ceste ville; tout considéré : et sur ce oüy le procureur syndic,

Nous, maire et eschevins susdits, en vertu du pouvoir à nous attribué; faisons très expresses exhibitions et deffenses à tous capitaines, pilotes, mariniers et à toutes personnes de quelque qualité qu'ils puissent être venans de Marseille ou des environs, d'entrer dans cette ville et de monter dans cette rivière, n'y d'y introduire aucunes marchandises venans de ladite ville de Marseille ou des environs, sans avoir été purgez auparavant, et fait, s'il y écheoit, la quarantaine qui leur sera ordonné.

Enjoignons très-expressément aux dits capitaines, pilotes, mariniers, passagers et toutes autres personnes venans par mer de la dite ville de Marseille ou des environs, d'observer exactement les dispositions des articles qui suivent :

I. — Ils suivront en entrant dans cette rivière le sillage des chaloupes des pilotes qui iront au devant de leurs bâtiments, et qui leur indiqueront l'endroit où ils devront mouiller à la rade de Maindain, entre les deux enseignes qui seront placées sur la côte de la dite rade.

II. — En mouillant, ils tireront deux coups de canon, afin d'avertir de leur arrivée les habitants des côtes, et auront toujours aux aubans de misaine leur pavillon pour signal.

III. — Ils ne laisseront sortir de leurs vaisseaux aucuns officiers, matelots, passagers, ou quelque autre personne que ce soit, pour aller à terre.

IV. — Ils retiendront dans leurs bâtiments les pilotes, ou quelqu'autre personne de terre que ce soit, qui aura monté dans leur bord.

V. — Quand ils auront affourché s'ils ont besoin de quelque chose, ils iront à terre de jour et non de nuit, ou y enverront un officier de leur bord, duquel ils répondront, portant audevant de leur chaloupe un pavillon, et mettront au pied de l'enseigne de l'ouest la lettre qui contiendra ce qu'ils voudront avoir de terre. Il n'y aura que le capitaine, ou en son absence, l'officier qui descendra à terre vis-à-vis la dite enseigne, pour y mettre la dite lestre, prenant garde qu'il n'y ait personne proche ledit endroit; auquel cas, il attendra qu'on se soit retiré pour y aller, et se rembarquera aussitôt après pour retourner directement à bord ; et le lendemain ou le soir du même jour, il trouvera au pied de la dite enseigne ce qu'il aura demandé, qu'il viendra chercher, après qu'on luy en aura fait le signal.

VI. — Ils pourront, et leur équipage, descendre à l'isle de Saint-Nicolas-des-Défunts, pour y prendre l'air, y établir des tentes et y coucher : et en ce cas, ils empêcheront que personne de terre, ou autres que de leurs gens, n'approchent de la dite isle.

VII. — Dans la lestre qu'ils porteront à terre, ils marqueront exactement le jour de leur départ de Marseille, et quelles sont les marchandises de leur chargement, les lieux où ils auront séjourné depuis leur départ, et les rencontres des vaisseaux qu'ils auront faites ; si, lors de leur départ, la maladie règnait dans les pays d'où ils sont sortis, le nombre des malades qu'ils ont à bord, combien il leur en est mort, et le temps du décez du dernier.

VIII. — Allant à l'enseigne ou à l'isle de Saint-Nicolas, ils arriveront sous le vent des chaloupes ou autres bâtiments qu'ils pourront rencontrer.

IX. — Il leur est fait très expresses défenses de décharger ni ballots, ni marchandises, qu'après qu'il en aura été ordonné ; ni d'avoir aucun commerce avec qui que ce soit de terre, ni avec aucuns navires, barques ou chaloupes qui pourront être dans la rade, et n'iront ailleurs qu'à ladite isle de Saint-Nicolas et à l'enseigne, en cas de nécessité.

X. — Si par malheur les navires qui arriveront dans la dite rade, font eau, et qu'ils ne puissent l'affranchir avec les pompes, et qu'ils manquassent d'anchres ou de cables, en ce cas ils iront échouer sur les vases ou prez de Corsept, le plus haut qu'ils pourront, et ne descendront point à terre, mais attendrons qu'on leur vienne parler de loin.

XI. — Ordonnons aux pilotes lamaneurs d'aller avec leurs chaloupes, le plus loin en mer qu'ils pourront, audevant des navires qu'ils estimeront vouloir entrer dans cette rivière ; et s'étant informez au vent d'eux, à la portée de la voix, d'où ils viennent ; s'ils apprennent qu'ils sont déplacez de Marseille ou autres lieux suspects, ils leurs jetteront à bord une copie de la présente ordonnance : et ensuite ils iront devant les dits navires avec leurs chaloupes, et les piloteront jusques dans la rade de Maindain, où ils les avertiront de mouiller entre les deux enseignes désignées cydessus ; et en cas que quelqu'un des dits pilotes entre par nécessité à bord des dits navires, il y restera jusqu'à nouvel ordre.

XII.— Et sera la présente ordonnance exécutée non obstant oppositions ou autres empêchements quelconques, à peine contre les dits capitaines, pilotes, mariniers et toutes autres personnes, d'être reputés désobéissans aux ordres du roi, et de trois mille livres d'amende, pour chacun d'eux, qui sera encouruë par chaque contravention, et payable par corps ; de laquelle amende et de tous évènements, dépens, dommages et intérêts les dits capitaines répondront personnellement pour le fait de leur équipage.

XIII. — Et pour assurer l'exécution de notre dite ordonnance, nous prions et requérons Messieurs les commandans, capitaines garde-côtes, lieutenans, majors, aide-majors, seigneurs des paroisses voisines de l'embouchure de cette rivière et de la rade de Maindain, commissaires, officiers de justice et tous autres qu'il appartiendra, soit conjointement ou les uns en l'absence des autres, selon l'exigence des cas, de tenir la main à ce qu'il ne soit contrevenu à la présente ordonnance, qui sera luë et publiée à l'issuë des grandes messes des paroisses, et affichée dans les lieux accoûtumez, et les publications certifiées par les sieurs recteurs des dites paroisses, à ce qu'aucun n'en ignore.

Fait et arrêtée au bureau commun de l'hôtel de la dite ville. A Nantes, le vingt-unième aoust mil sept cent vingt.

Signé Mellier, maire, Pierre Le Prieur, Charles Gellée, N. Bouhier.

Préau, greffier.

Le 30 août 1721, on créa un bureau de santé à Nantes, en vertu d'un arrêt du conseil d'Etat.

Il fut composé de M. Richard de la Piverdière, docteur en médecine et de M. Boutin, chirurgien, sous l'autorité d'un conseil formé du maire, des échevins, de deux chanoines de Saint-Pierre, de quatre conseillers au présidial, de trois anciens consuls et du procureur syndic... Le bureau de santé commença par défendre à tous les aubergistes, logeurs et gens tenant hôtels garnis, « de loger aucuns » mendiants, vagabonds, coquillards, étrangers sans aveu » ni domicile, sans avoir obtenu les permissions du bureau » de santé, sous peine de 50 liv. d'amende, et d'être, les » meubles des contrevenans, mis sur le pavé, brûlés et » consommés, etc. »

J'ai eu sous les yeux, dans les archives de la mairie, les différents ordres qui ont été adressés à MM. les maires et échevins de Nantes concernant les précautions à prendre pour prévenir la communication de la *peste*. Une simple énumération de ces documents sera suffisante, pour donner une idée de toute la sollicitude que l'on apportait afin de préserver Nantes de la *peste* qui désolait encore, de temps en temps, les villes maritimes. Voici ces pièces :

1° Copie de la lettre écrite, le 1er janvier 1721, par M. de Brou, intendant de Bretagne, à M. Mellier, pour empêcher l'introduction à Nantes de marchandises venant de Marseille.

2° Lettre écrite de Rennes, le 28 janvier 1721, par M. de Brou, intendant de Bretagne, à MM. les maire et échevins de Nantes, afin de prendre toutes les précautions nécessaires pour empêcher que les navires qui pourraient venir de Riga et de toute la province de Livonie ne communiquent la *peste*.

3° Lettre du conseil de marine du 9 juillet 1721, à MM. les maire et échevins de Nantes, prescrivant une quarantaine au vaisseau de l'*Union,* venu de Gênes, et la submersion du navire pendant deux ou trois marées.

4° Lettre écrite par M. de la Vrillière à M. de Brou, le 15 juillet 1721, prescrivant une quarantaine aux navires qui viennent de Gênes et de Livourne dans les ports de Bretagne.

5° Ordonnance du bureau de la maison commune, du 5 octobre 1721, pour l'expulsion de Nantes de toutes les personnes suspectes et sans aveu.

6° Délibération du bureau de santé, en date du 24 octobre 1721, qui prescrit de visiter les marchandises à leur entrée dans la ville.

7°. Une ordonnance de la mairie de Nantes, datée de 1757, qui oblige à faire quarantaine tous les navires venant du Portugal ou des environs.

8° Arrêté du 7 octobre 1770, de par le roi à MM. les sous-maire et eschevins de la ville et communauté de Nantes, juges au bureau de santé, prescrivant une quarantaine à tous les navires qui viennent des ports du Nord.

9° Instruction du 31 octobre 1770, par MM. les commissaires du bureau de santé, touchant les précautions à prendre pour empêcher la communication de la *peste*, et sur la forme des interrogatoires à faire subir lors de la visite des navires qui entraient en rivière.

10° Un extrait des instructions qui ont été envoyées dans les provinces de France et qui devaient être observées dans les lieux attaqués de la *peste* et aux environs.

11° Ordonnance du 23 novembre 1771, qui prescrit l'armement d'une chaloupe, l'établissement d'une batterie sur le cimetière de Saint-Nazaire, haussé des enseignes et pavillons pour empêcher la communication de la *peste* par les navires et barques qui se présenteraient pour entrer en rivière, sans avoir fait quarantaine.

12° Ordonnance du 17 juin 1789 de MM. les officiers municipaux, concernant les moyens à prendre pour que les vaisseaux qui viennent des ports de la Méditerranée n'introduisent point, dans le port de Nantes, la *peste*, qui règne à Alger.

L'administration tenait, avec raison, à ces mesures ; car, grâce à elles, Nantes était préservée de la *peste*, qui l'avait si souvent décimée !.... Il y a des hygiénistes qui, dans ces derniers temps, ont considéré ces *quarantaines* comme étant superflues. Si nous admettons avec eux que les seuls moyens préservatifs de la *peste* soient l'hygiène, nous croyons cependant que ses bienfaits ne sont pas encore assez répandus pour renoncer aux mesures de conservation publique, et nous pensons, avec d'autres médecins, que les rapports immédiats d'un équipage qui vient du levant, par exemple, avec les habitants des quartiers les plus obscurs, les moins aérés d'une grande ville ne seraient pas sans danger !... Comme pour les *lazarets*, on a signalé des abus ; mais en n'a fourni aucune preuve contre l'utilité réelle des *quarantaines*. Si elles sont surchargées de rites et de formalités ridicules, onéreuses, fatigantes, elles établissent de fait, ce qui est bien important, un intervalle entre une population agglomérée et les gens des navires qui arrivent ; elles circonscrivent, dans les *lazarets*, un vaste espace d'air libre, où les principes délétères se disséminent.

Tout en reconnaissant, je l'ai dit, que les méprises, les mécomptes qui pourraient résulter de toute innovation auraient des conséquences bien graves pour la santé publique, je pense cependant qu'on doit, à l'instar de l'Autriche et de l'Angleterre, modifier les *quarantaines*, de manière que, pour aller, par exemple, d'Alexandrie à Paris, il ne nous faille point passer par l'Angleterre pour arriver plus tôt, et que, pour venir de Constantinople en France, on ne trouve pas plus court de se rendre à Trieste et de traverser l'Allemagne, que de gagner Marseille par le service du bateau à vapeur que nous avons nous-mêmes organisé.

Des réformes sont donc nécessaires en France, si nous ne voulons pas perdre les avantages de notre position géographique ; si nous ne voulons point déposséder nos ports du commerce de l'Orient au profit de l'Angleterre et de l'Autriche ; si nous ne voulons point appauvrir notre service de navigation à vapeur ; si nous ne voulons point aider à la diminution de notre influence sur cette mer dont Napoléon voulait faire un lac français.... Ces modifications, comme l'a demandé le docteur Aubert Roche, devraient porter sur la durée des *quarantaines*, pour admettre en libre pratique le neuvième ou le dixième jour après son départ tout bâtiment venant des Echelles du Levant et qui n'aurait pas eu de cas de *peste* en mer... Cette mesure est sage et rationnelle, puisque, selon ce savant et courageux médecin, il résulte de soixante-quatre faits et d'une expérience de cent vingt-quatre années que, quand la *peste* s'est montrée après l'arrivée, elle avait toujours éclaté pendant la traversée ; — que les bâtiments arrivés sans attaques, quoique partis d'un foyer épidémique, n'ont jamais eu d'attaques en *quarantaine* ; — que les marchandises des bâtiments sans attaques n'ont jamais communiqué la *peste* dans les *lazarets*; — que la période d'incubation à bord n'a jamais dépassé huit jours....

Le congrès sanitaire international qui s'est ouvert à Paris le 23 juillet dernier pour harmoniser et rendre uniformes les mesures sanitaires reconnues utiles et prudentes dans les différents Etats qui ont des intérêts sur les côtes de la Méditerranée atteindra complètement, il faut l'espérer, le but qu'il s'est proposé.

FIN DE LA PREMIÈRE PARTIE.

DEUXIÈME PARTIE.

LE TYPHUS A NANTES, EN 93.

Nous l'avons déjà dit, c'est un triste épisode de la vie de Nantes que l'histoire de cette épidémie qui moissonna tant de monde, et qui disputa à Carrier une partie des victimes qu'il avait vouées à la mort !.... Cette page de notre drame révolutionnaire n'avait point été mise au jour ; la position malheureuse dans laquelle le *typhus* plongea la ville de Nantes n'avait été que mentionnée.

Aux nombreux combattants qui vont porter autour de ses murs le ravage et la mort, Nantes présentera un front redoutable, invincible ; son courage, son inébranlable fermeté ne la préserveront point d'une maladie cent fois plus meurtrière que le fer de ses ennemis..... Forteresse de l'Ouest, au milieu de la Vendée, elle résistera aux efforts réunis, aux attaques réitérées de l'armée royaliste, et elle ne saura se préserver de l'épidémie qui l'a décimée !

De pauvres malheureux prisonniers, dénués de tout, couchés sur la terre humide et jetés les uns sur les autres dans des cachots infects, vont trouver la mort, à laquelle ils étaient voués en entrant dans ces lieux insalubres ; de braves militaires, entassés dans les hôpitaux, y seront atteints de l'épidémie, et trouveront aussi, dans ces asiles consacrés au soulagement, des causes de mort... Pourquoi ? parce que, uniquement occupée de l'ennemi qui combat les armes à la main, Nantes ignore qu'elle renferme dans son sein des causes destructives bien autrement puissantes que les fusils des Vendéens !

A la guerre civile va se joindre la terreur. Nantes deviendra le théâtre des fureurs d'un proconsul et des atrocités de ses sbires ; et ce règne tyrannique, sanguinaire, à jamais abominable, devra durer quatre mois !... Tout manquera dans la ville : l'air et le pain ; tout, jusqu'aux moyens d'enterrer les morts !... Des bandes de chiens iront se désaltérer dans les eaux rougies des cloaques et se repaître des cadavres gisants sous l'instrumeut du supplice !... Carrier tuera des deux mains ; mais les prisons regorgeront toujours de détenus, jusqu'à ce que le *typhus* ne vienne s'ajouter aux noyades, aux fusillades et à la guillotine, pour vider les cachots des nombreuses victimes qui y seront entassées.

CHAPITRE I.er

La Vendée s'insurge. — Nantes est menacée. — Les Vendéens interceptent les communications. — La garde nationale combat. — Les prisons sont pleines. — Rapport de Darbefeuille sur leur insalubrité. — Affaire du 29 juin. — Un grand nombre de cadavres sont gisants dans les chemins et les champs qui environnent Nantes. — Laënnec, Godebert et Chiron, médecins, sont chargés d'établir un hôpital pour les blessés. — Des prêtres sont entassés dans le navire la Thérèse. — On permet à ceux qui tombent malades d'aller se rétablir dans des maisons particulières. — Chizeau et Gesbert sont accusés d'avoir donné un faux certificat de maladie. — Ils comparaissent devant le conseil général de la commune. — On ne permet plus de sortir de la ville sous aucun prétexte. — Influence fâcheuse de cette mesure révolutionnaire.

I.

Les 10, 11 et 12 mars 1793, la Vendée s'insurge ; la révolte éclate sur tous les points et menace Nantes.

Dans le danger extrême où se trouve cette cité, Baco, maire, fait prendre les armes à tous les citoyens et fermer les cercles de lecture, afin que les hommes ne soient point détournés du seul devoir qui doit les occuper dans ce moment : le salut de leur ville... Dans ces jours de péril, le dévouement est nécessaire ; mais il ne manque pas. Les membres des trois corps administratifs parcourent la ville, et font connaître le danger commun. Les Nantais répondent à leur appel, et sont décidés à défendre chèrement leur cité... Une activité incroyable règne dans la ville ; la maison des Cordeliers est transformée en fonderie de canons ; l'évêché n'est plus qu'une caserne ; une partie des citoyens travaillent aux fortifications, et les trois corps administratifs se déclarent en permanence.

Les maisons d'arrêt renferment déjà un assez grand nombre de détenus. Les citoyens Godebert et Bisson sont chargés de soigner les prisonniers de l'ancienne communauté des *saintes Claires ;* Laënnec et Darbefeuille, les détenus du *Bouffay* et du *Château.*

II.

Les habitants de la campagne ne viennent plus au marché; les uns sont enrôlés forcément dans l'armée royaliste ; les autres, ne trouvant plus de sécurité chez eux, se réfugient à Nantes, où ils sont casernés.... On défend l'exportation des comestibles ; car la rareté des vivres se fait vivement sentir.

III.

Le 27 mars, la garde nationale combat les rebelles qui occupent les routes de Paris, de Rennes et de Vannes, et les patriotes font un grand nombre de prisonniers que l'on jette dans les cachots...

L'encombrement de ces malheureux, le peu de nourriture qu'on leur donne, la malpropreté, l'air impur qu'ils respirent, toutes ces causes agissent sur quelques-uns d'entre eux, qui tombent malades... Darbefeuille, effrayé des suites fâcheuses que peut amener cet état de choses, présente, dans la séance du 7 avril du conseil général de la commune, la situation des prisons « dont la plupart sont tellement encombrées, l'air que respirent les détenus si impur, qu'il est à craindre, dit-il, que le *typhus* ne vienne à se déclarer. »

Darbefeuille termine son rapport en faisant observer que, pour les prisonniers, soit qu'ils fussent innocents ou coupables, l'humanité exigeait qu'on employât les moyens de rendre leur détention plus supportable et moins dure..... La voix de ce digne médecin fut entendue, et le conseil nomma les citoyens Lecadre et Hardy pour se transporter avec lui au *Château* et dans les autres maisons de détention, afin de s'assurer s'il eût été possible d'y trouver des appartements plus salubres, et où l'on aurait pu y transférer les détenus.

Cette mesure réussit; et, par la dissémination des malades dans les locaux spacieux et bien aérés, on empêcha le développement du *typhus*... A cet époque on pouvait mettre en usage ces moyens d'*hygiène publique*; à cet époque, on pouvait trouver des chambres vides dans les lieux de détention; Carrier n'était pas à Nantes, et la loi des suspects ne remplissait point encore les prisons!

IV.

Les esprits sont agités; la prise de la ville est le but que désirent atteindre les chefs royalistes, et Nantes, sans vivres, sans murailles, sans soldats, semble une capture facile. La crainte chez les uns, et l'exaspération chez les autres sont extrêmes; on arrête toutes les personnes suspectes; on emprisonne, pour servir d'otages, les parents des chefs insurgés; les mendiants et les vagabonds sont renfermés, et l'ancien couvent du Calvaire leur sert de lieu de réclusion.

Les prisons sont pleines; les détenus sont entassés les uns sur les autres, et au *Château*, par exemple, l'on place trente de ces malheureux dans une chambre qui à peine peut en contenir dix. La faim les exténue, la vermine les dévore, et un air méphitique les empoisonne... L'autorité, pour remédier à ces influences délétères, prend quelques mesures, et décide que, chaque jour, on présentera une liste de détenus qu'on croira pouvoir élargir... C'est de toute justice; car, dans ces édifices publics qu'on a transformés en prisons,

7

languissent un grand nombre d'hommes et de femmes, dont la détention n'est motivée que sur des suspicions vagues, qui ne sont fondées sur aucun fait précis et articulé... mais ce n'est point par ces demi-moyens que l'autorité pourra prévenir le développement de l'épidémie qui va décimer les prisons et les hôpitaux... Il fallait ou donner la liberté à tous les détenus, ou mettre dans des lieux plus spacieux ces malheureux que l'on vouait à une mort certaine en les plaçant dans des maisons d'arrêt qui présentaient déjà le tableau affligeant d'un encombrement de prisonniers respirant un air méphitique, couchés sur la terre ou sur de la paille pourrie, sans couvertures et sans nourriture suffisante...

V.

L'activité règne dans la ville, et présage un grand péril. Des églises sont transformées en ateliers, en casernes, en clubs. Partout se manifestent des sentiments patriotiques que les chefs d'administration exaltent encore en parlant des dangers que court Nantes... Quoique le pain manque, le courage ne manque pas, et tous les habitants travaillent aux fortifications, bien résolus de mourir en défendant leur cité.

Le 22 juin, les représentants Merlin et Gillet déclarent la ville en état de siége. On s'excite au combat. Les administrateurs, les membres des sociétés populaires se réunissent dans l'église de Sainte-Croix et font retentir les voûtes des cris unanimes : Aux armes !

Il est temps ; car 80,000 Vendéens sont aux portes de la ville, et Nantes n'a que 10,000 hommes de troupes !

VI.

Le 27, on combat à Nort ; et, le 29, Nantes est attaquée... La lutte avait été acharnée de part et d'autre ; et un grand

nombre de cadavres et d'animaux morts gisaient dans les chemins, les fossés et les champs autour de la ville.....
Le général Beysser, commandant temporaire de la place, adresse un réquisitoire à la municipalité, afin qu'elle donne sur-le-champ les ordres nécessaires pour faire inhumer, à une profondeur convenable, les corps morts qui sont étendus çà et là... Sur l'invitation de la commune, les citoyens Danglas, Thomas, Soulastre, J. Le Roux, Henry, Bellot et Gaudin, se transportent sur les différentes routes, et font enterrer les cadavres par les habitants de la campagne.

Si le nombre des morts avait été grand, celui des blessés l'avait été encore davantage... L'Hôtel-Dieu seul en reçut 297. Dans le cours de la semaine, on comptait 350 blessés dans cet hôpital. Beaucoup de citoyens se firent traiter chez eux.... Dans des moments aussi graves, aussi solennels, il fallait du zèle. Il ne manqua pas, et le corps médical, je suis heureux de le dire, se montra à la hauteur de sa mission.... Ecoutons Laënnec raconter cette belle page de la médecine nantaise, devant les administrateurs des hospices et les autorités de la ville, le 31 août 1815, dans une séance de distribution de prix aux élèves de l'école :

« Laissez-moi, Messieurs, respirer, avec quelqu'orgueil, » ma faible portion de la louange que mérita ce jour là le » département chirurgical de l'Hôtel-Dieu... Et moi aussi, » j'endossai fièrement l'armure et l'habit de ma première » éducation ; et moi aussi je fus tour à tour chirurgien, » médecin, pharmacien, aide, élève, infirmier, tout ce » qu'on voulut. A l'exemple du chef et marchant près de » lui, je me sentis électrisé par le concours de nos amis » et de nos confrères accourus à notre aide : la pitié me fit » retrouver dans mon cœur la trace d'un genre de courage » dont j'avais perdu l'habitude. »

L'Hôtel-Dieu ne pouvait contenir tous les blessés. Le

général Beysser écrivit au conseil de la commune pour lui demander un local propre à y établir un hôpital militaire, susceptible de recevoir 500 malades.

Le conseil chargea Laënnec, Godebert et Chiron de ce ce soin.... Le lendemain, les commissaires firent un rapport sur les divers établissements convenables pour y former un hôpital militaire, et sur la préférence que le général donnait au bâtiment du collége et à la maison de l'Oratoire.

L'assemblée, après avoir délibéré, pria de nouveau les mêmes commissaires d'aller, avec le directeur des hôpitaux militaires, inspecter et examiner la maison des Visitandines et d'en venir référer au conseil... Rentrés dans la salle, ils exposèrent que la maison des Visitandines réunissait véritablement toutes les commodités qu'il était possible de désirer, et que cette maison pouvait, à très-peu de frais, être promptement disposée pour un hôpital militaire de cinq à six cents lits; qu'on y trouvait un bon air, un lavoir, des puits, de grandes casernes, une superbe boulangerie, des salles vastes, des cloîtres magnifiques, un beau jardin, etc.

Comparant ensuite ces avantages avec la maison du Collége, que semblait préférer le général Beysser, ils firent connaître que ce dernier établissement n'avait pas de cuisine, que celle de l'Oratoire en était fort éloignée, que tous les rez-de-chaussées étaient extrêmement humides et peu éclairés, qu'il n'y avait ni puits, ni lavoir, ni jardin;

Que la maison de l'Oratoire, qui atteignait au Collége, était le dépôt de la bibliothèque publique et le seul endroit de la ville où l'on pût conserver les monuments des sciences et les classes des enfants;

Que ces deux maisons n'avaient de communication entre elles que par une galerie pratiquée par dessus la rue de la Visitation, ce qui rendait le service lent et pénible, puisque, pour passer de la cuisine de l'Oratoire aux salles basses du

Collége, il fallait monter un étage et en redescendre un autre; qu'enfin la dépense nécessaire pour approprier ce local aurait été double ou triple de celle qu'aurait demandé la maison de la Visitation.

Sur ces considérations, le conseil, après avoir longuement discuté les avantages et les inconvénients des deux locaux, et ouï le procureur de la commune en ses conclusions, arrêta : 1° que la maison de la *Visitation* serait offerte au citoyen général Beysser pour y fonder un hôpital militaire, et qu'il serait invité, au nom du conseil, à l'accepter; 2° que le citoyen général serait également invité à disposer de la communauté de *Saint-Clément* pour y caserner le 109e régiment, à qui il devait être indifférent d'être logé dans tel ou tel local, pourvu qu'il y eût trouvé, comme le conseil le désirait, un air pur, et l'espace nécessaire à l'établissement d'une caserne agréable et salubre....

Que de soins, que de précautions dans le choix d'un hôpital militaire; et dans quelques semaines, quelle incurie et quelle négligence n'apportera-t-on pas à tout ce qui tient à l'*hygiène publique*, dans les établissements où seront placés des malades et des détenus!

VII.

En attendant le jour de leur déportation, on avait jeté un grand nombre d'ecclésiastiques à bord du navire la *Thérèse*, véritable ponton, tombeau flottant où, dans un espace de dix toises de longueur sur vingt pieds de largeur, étaient renfermés jusqu'à deux cents prêtres!.... Dans la cale où ils sont entassés, on peut à peine respirer. Plongés dans une atmosphère dont la température élevée ne tarde pas à devenir insupportable, ces malheureux ont le corps couvert d'une sueur abondante; leur respiration est pénible... L'air est tellement lourd et épais dans ce navire, qu'à une faible distance une chandelle allumée ne s'aperçoit que comme un nuage... Avec quelle impatience ces détenus attendaient le lendemain pour pouvoir ouvrir les panneaux qui, pendant douze ou treize heures, leur interceptaient toute communication avec l'extérieur ! *De l'air, de l'air, donnez-nous de l'air !* était leur cri général.

Ainsi pressés les uns sur les autres, respirant un air impur, ils ne tardent point à en ressentir l'influence délétère : quelques-uns tombent malades.... Les citoyens Gaudin, commissaire de la municipalité ; Duluy et Chizeau, chargés, comme médecins, de leur donner des soins, adressent alors une note au conseil de la commune, dans laquelle ils exposent qu'il y a lieu de craindre que les miasmes putrides et pestilentiels ne viennent à se développer à bord du navire la *Thérèse*, si l'on ne s'empresse de faire sortir le plus tôt possible les prêtres qui y sont renfermés... »

Huit jours après, ils disaient dans un second rapport :

« Leur situation fait frissonner ; plus de vingt malades ou » moribonds poussent des cris affreux pendant la nuit.... » Ils sont couverts de plaies gangrenées, et ils gisent dans » la fange, parce qu'on ne peut les soulever ni les changer, » n'ayant d'autres lits que des planches... Il est impos- » sible qu'instruits de leurs maux, qu'on ne saurait qu'es- » quisser, vous ne vous intéressiez à leur prompte transla- » tion dans une maison de réclusion. L'épidémie qui s'en- » suivrait entraînerait nécessairement les plus robustes. » Tous déjà souffrent ; tous sont languissants. Les plus » jeunes n'en sont pas exempts, et si le pain tant réclamé » n'eût été apporté ce matin, le nombre des morts eût » augmenté. »

Quel tableau ! il n'y a rien à y ajouter.

Le conseil arrêta que les prêtres vieux et infirmes seraient transférés aux *Petits Capucins*, et nomma les citoyens Gaudin, Hardouin et Nouël, substitut de procureur de la commune, pour aviser préalablement aux moyens d'exécuter cette translation.

Mais plusieurs de ces ecclésiastiques qu'on avait placés dans cette maison comme dans un lieu plus salubre que la cale d'un navire tombent malades et demandent à être momentanément élargis sous le cautionnement de plusieurs citoyens... Le conseil fait constater leur maladie par les docteurs Laënnec et Duluy, et décide que les prêtres, sous le cautionnement que les citoyens Simon et Bertrand doivent signer au greffe, seront transportés dans des maisons particulières où ils pourront avoir les secours que l'humanité fait un devoir de leur administrer, à la condition de n'y recevoir d'autres visites que celle des médecins, et d'être reconduits dans la maison de détention aussitôt que l'état de leur santé le permettra..... A cette époque (23 juillet 1793), le cautionnement d'un citoyen suffit; à cette époque, Nantes n'a pas encore été le théâtre des cruautés de Carrier; la justice est toute nantaise, et un proconsul sanguinaire ne paralyse point les bonnes intentions des hommes qui sont à la tête de l'administration.

On abusa de la confiance qu'avait montrée l'autorité municipale; car dans la séance du 30 juillet du conseil général de la commune, un membre se leva et accusa les citoyens Chizeau et Gesbert, médecins, d'avoir délivré au sieur Matisse, détenu à bord du navire la *Thérèse*, un faux certificat de maladie, puisque, selon le conseiller municipal, les citoyens Gaudin et Hardouin, commissaires chargés de la surveillance des détenus, attestaient que le sieur Matisse leur avait dit qu'il était en bonne santé... Le conseil, après avoir considéré qu'il était du plus grand intérêt pour la sûreté générale que des médecins et officiers de santé ne cédassent à aucune influence, dans la délivrance de leurs certificats qui doivent toujours contenir la vérité; après avoir considéré que la surveillance de la municipalité doit réprimer les abus qui résultent de faux certificats, assigna les citoyens Chizeau et Gesbert à comparaître à la séance du lendemain pour donner les motifs qui les avaient dirigés dans cette circonstance... Les citoyens Chizeau et Gesbert comparurent devant le conseil, et rendirent compte des raisons pour lesquelles ils s'étaient déterminés à délivrer un certificat de maladie au sieur Matisse, prêtre insermenté, tandis que, suivant la déclaration que celui-ci avait faite aux citoyens Gaudin et Hardouin, il se trouvait en bonne santé...

Le conseil déclara qu'il se contentait de leurs observations, et les engagea à être à l'avenir moins faciles dans la délivrance de certificats, sans être certains des objets qu'ils y auraient à constater... Deux mois après, le comité révolutionnaire accusait un autre médecin, Bacqua, d'avoir favorisé l'évasion d'un prisonnier placé à l'*Hôtel-Dieu*, et le faisait arrêter.

Nous n'avons pu savoir quels furent les moyens de défense que présentèrent MM. Chizeau et Gesbert, et si nous mentionnons ce fait, c'est afin de faire voir combien l'autorité, à cette époque, était loin d'être mue par les mêmes sentiments qui, quelques mois plus tard, devaient animer celle qui, trop soumise aux ordres d'un Carrier, se rendait son complice en faisant exécuter ses décrets de mort... Si alors les médecins Chizeau et Gesbert eussent été sous le poids d'une accusation quelconque, leur sort n'eût pas été un instant douteux; car il est probable qu'ils auraient porté leur tête sur l'échafaud, pour la trahison que le représentant de la Convention n'eût pas manqué d'y voir.

VIII.

Depuis quelque temps, il n'est plus permis de sortir de la ville sans avoir des motifs graves, et l'on ne délivre plus de passeport sans présenter un certificat de maladie : les clubs ont ainsi décidé...... Une députation des deux sociétés républicaines s'est rendue, le 15 août 1793, à la séance du conseil de la commune pour lui remettre une pétition dans laquelle on demande :

« 1° Que, vu l'état de siége où se trouve la cité, il ne soit plus délivré de passeport à qui que ce soit, excepté aux réfugiés des campagnes insurgées et aux étrangers qui, pour cause de commerce, sont entrés à Nantes depuis le 25 juin dernier avec passeport;

» 2° Que tous les sergents-majors seront tenus, par ordre de la municipalité, de faire un état des gardes nationaux qui se sont absentés depuis que la ville est en état de siége, et de remettre ces états à la municipalité ;

» 3° Que la municipalité sera priée d'annuler les passeports qu'elle a pu délivrer aujourd'hui, et qu'elle fera passer des ordres aux barrières pour en empêcher l'effet. »

Beaucoup de personnes qui craignent de voir Nantes en proie aux maux qui doivent, quelques semaines plus tard, la décimer : la disette, le *typhus* et la guillotine, prétextent un état de souffrance pour pouvoir s'éloigner de la ville... La municipalité apprend que des médecins délivrent, les uns par faiblesse, les autres par affection personnelle, des certificats de maladie à un grand nombre d'individus.

« Considérant que le prétexte de changement d'air ou d'aller aux eaux est illusoire, et n'est employé que pour obtenir la permission de se retirer de la ville;

» Considérant que la sortie de toutes ces personnes, hommes et femmes, occasionne des pertes que supportent les marchands et les ouvriers, l'autorité arrête qu'il ne sera plus délivré de passeport sous quelque prétexte que ce soit. »

En agissant ainsi, la municipalité ignorait sans doute combien elle compromettait la vie des citoyens, en retenant de force, dans une cité déjà encombrée d'hommes et d'animaux, les personnes qui voulaient en sortir, sous le prétexte bien puéril, en comparaison des dangers d'une grave épidémie, de nuire aux intérêts des marchands !

Il y avait alors un comité de salubrité, pour lui représenter que cette mesure, en concentrant dans la ville un si grand nombre d'individus, devait faire naître une épidémie meurtrière. Mais pour être utiles, il eût fallu que les membres des commissions de salubrité qu'on avait formées, et dans les sociétés populaires, et dans le conseil général de la commune, eussent possédé les connaissances indispensables pour apprécier toutes les causes d'insalubrité, et les moyens d'y remédier; qu'ils eussent été nombreux pour les rechercher; que la considération dûe à leurs caractères et à leurs lumières eût donné de l'autorité à leurs conseils;

Il aurait fallu aussi diviser les travaux pour les rendre exécutables avec rapidité, en réunir, en classer les résultats;

Il aurait fallu un point central où toutes les observations, tous les conseils fussent venus aboutir, et où l'administration eût pû puiser tous les renseignements propres à diriger son action;

Il aurait fallu que les commissions eussent été composées de médecins, de chimistes ou pharmaciens, choisis parmi des hommes éclairés et placés dans une position qui leur permit de se livrer à ces utiles fonctions avec dévouement et activité; completées par des notables et des commissaires-voyers qui eussent pu leur donner, sous le double rapport du temps et de la dépense, des renseignements précieux relativement à la possibilité ou à la facilité d'exécution des mesures qu'elles auraient proposées à l'autorité;

Il aurait fallu établir trois ordres de commissions : des commissions de quartier, des commissions d'arrondissement, et une commission centrale;

Il aurait fallu, avant tout, l'union entre les différents pouvoirs, ce qui était loin d'exister, et ce qui fut cause de l'intensité des maux que Nantes eut à supporter.

CHAPITRE II.

Les hôpitaux sont encombrés. — Les médecins de l'Hôtel-Dieu craignent que le typhus ne se s'y déclare. — Insalubrité des rues et des places. — Lépinay, répurgateur de la ville, est appelé devant le conseil de la commune. — Rapport de Godebert et Laënnec sur les prisonniers des Saintes-Claires. — Le typhus se déclare dans cette maison. — L'autorité prend quelques mesures hygiéniques. Nouvelle visite de Laënnec aux Saintes-Claires. — Le citoyen Renard, maire de Nantes, rend compte de l'état des détenus et des maisons d'arrêt. — Le pain commence à manquer. — Réclamation des prisonniers sur l'exiguité de leur nourriture. — Une députation de la société Vincent-la-Montagne se rend au conseil de la commune pour se plaindre de l'insalubrité de la ville. — Le typhus au Bouffay et à l'hospice de la Réunion. — Le général Rossignol dirige sur Nantes dix-huit cents malades. — L'épidémie fait des progrès rapides.

IX.

Les malades de la ville et les militaires blessés que l'on dirige continuellement sur Nantes commencent déjà à encombrer les hôpitaux. L'*Hôtel-Dieu* surtout ne peut plus contenir de malades, et les médecins de cet établissement craignent que le *typhus* ne s'y déclare.

Pour empêcher le développement de cette cruelle affection, la communauté de *Saint-Charles* est convertie en hôpital temporaire, et une partie des fiévreux et des blessés est évacuée sur le nouvel hospice. Les officiers de santé suffisent à peine pour faire le service ; mais ils redoublent de soins, et la ville, reconnaissante du zèle qui les dirige dans l'accomplissement de leur pénible mission, leur alloue, à différentes reprises, des gratifications.... C'est ainsi que l'administration générale des hôpitaux adresse, le 9 septembre 1793, une pétition pour indemniser les médecins et chirurgiens de l'*Hôtel-Dieu* de l'excédant de travail que leur donne trois à quatre cents malades ; c'est ainsi que le conseil général de la commune, « considérant que, depuis plus de dix ans, le citoyen Herbron a constamment donné ses soins gratuitement toutes les fois qu'il a été nécessaire, et qu'il a, depuis l'état de siége où se trouve la cité, employé ses talents au pansement des citoyens blessés, arrêtait, dans sa séance du 29 août, que, pour récompense des peines et soins que le citoyen Herbron avait donnés gratuitement ; il lui serait payé, à titre d'indemnité, la somme de 1,000 liv., et qu'à dater de ce jour un traitement annuel de 800 liv. lui serait alloué. »

X.

Les mesures de salubrité, si utiles dans les grandes villes en temps ordinaire, deviennent d'une impérieuse nécessité lorsqu'une épidémie les menace. Alors, dans le but de diminuer autant que possible l'intensité du mal, si on ne peut l'empêcher, l'administration et les citoyens doivent réunir leurs efforts pour obtenir un assainissement aussi complet que les localités le permettent... Guidée par ces sentiments, la municipalité avait donné plusieurs fois des avertissements au répurgateur de la ville, à qui elle accordait une forte somme, pour que les rues, places et faubourgs eussent été nettoyés des immondices qu'ils contenaient.... Elle le faisait même exempter du service militaire, afin qu'il pût se livrer entièrement aux occupations de son emploi. Cependant les mesures les plus urgentes de salubrité ne sont point exécutées, et les chevaux que les passages ; les séjours des armées de la République introduisent dans la place et qui meurent ne sont point enlevés !

Le conseil général de la commune est réuni.

Un membre de la société Vincent-la-Montagne, le citoyen Forget, envoyé par le club vers la municipalité, est présent à la séance du 20 septembre. Il a la parole.

« Citoyens,

» La société Vincent-la-Montagne me députe vers vous » pour vous représenter que la quantité d'immondices qui » se trouvent dans les rues donnent un mauvais air et une » grande insalubrité qui peuvent devenir funestes aux ha- » bitants de la cité.

» Il est donc intéressant de chercher des moyens pour » la répurgation des rues... La société pense qu'un des » plus prompts et des moins dispendieux serait de mettre » en réquisition une certaine quantité de tombereaux, d'y » attacher des bœufs pris sur les brigands, et de faire dé- » poser les fumiers aux endroits indiqués. Le produit de » leur vente ferait un objet bien plus conséquent que les » frais qu'il en coûterait pour les ramasser.

» Je laisse, citoyens, sur votre bureau, la pétition et » l'avis de la société dont je suis membre, afin que vous » statuiez le plus tôt possible. »

Appelé à comparaître devant le conseil général de la commune pour rendre compte de ses services, Lépinay expose qu'avec tout le zèle, toute l'activité dont il est susceptible, il se voit dans l'impossibilité absolue de remplir entièrement les clauses de son bail; qu'au milieu des travaux extraordinaires dont il est chargé en cet instant, il est à la veille de manquer de fourrages et d'argent, et par conséquent d'ouvriers, qui le quittent faute d'être salariés, et autant qu'ils l'exigent;

Qu'il ne voit d'autres remèdes à toutes ces difficultés que dans la bienveillance du conseil, qu'il prie de vouloir bien fixer le salaire de ses ouvriers et lui accorder quelques secours pécuniaires, qu'on peut, dit-il, lui avancer avec d'autant plus de confiance qu'il se trouve, dans ce moment, avoir pour plus de 80,000 liv. de fumier, dont il ne peut se défaire.

Le conseil, voulant ôter au répurgateur tout moyen d'excuses, décide que le salaire des ouvriers demeure ainsi fixé : savoir 3 liv. par jour pour le cheval; 3 liv. pour le tombereau, et 2 liv. pour l'homme, et accorde, en outre, au citoyen Lépinay une somme de 1,000 liv. à titre de prêt, remboursable dans quatre mois...

Mais les ouvriers que requiert le répurgateur refusent leurs services, et donnent pour prétexte la modicité du salaire... Le conseil prend alors un arrêté obligeant les commissaires de police de faire marcher les ouvriers qui sont requis, et condamne provisoirement à une amende de 8 liv. ceux qui n'ont point obéi à la réquisition du répurgateur.

Ces mesures ne produisent aucun effet, et les ouvriers persistent à ne pas servir le citoyen Lépinay, dont ils se plaignent assez vivement... L'autorité, craignant les suites funestes que doit faire naître cet état de choses, veut détruire toutes les influences délétères qui agissent sur Nantes... Mais l'état de siége, la longueur de la guerre civile ont tellement épuisé les ressources de la ville qu'elle ne peut plus trouver les moyens de faire transporter les fumiers, les immondices, les animaux morts qui infectent tous les quartiers; et, pour les enlever, la municipalité se voit obligée de mettre en réquisition les chevaux de fiacre.

Il n'est plus temps de prévenir les conséquences déplorables qui doivent résulter de l'insalubrité de la ville. Déjà beaucoup de citoyens tombent malades; déjà la disette se fait sentir et augmente le nombre des circonstances qui, en aggravant la position individuelle, rendent chacun plus susceptible de subir la fâcheuse influence des nombreux foyers d'infection que renferme Nantes.

XI.

Depuis plusieurs semaines, la dyssenterie régnait dans la maison d'arrêt des *Saintes-Claires*. Les prisonniers, entassés dans des lieux étroits et malsains, tombaient malades..... L'autorité avait prescrit quelques moyens hygiéniques ; mais les choses restaient toujours dans le même état... Le citoyen Godebert, médecin attaché à cette maison de détention, comprenant bien que ses soins deviendraient infructueux tant que des mesures de salubrité ne seraient pas exécutées, faisait un rapport, dans la séance du 22 septembre 1793 du conseil général de la commune, sur la position déplorable de ces malheureux prisonniers. « Ils n'ont pas de rechange, disait-il; les poux et la malpropreté les font périr ; plusieurs ont une diarrhée qui » donne lieu à une infection dangereuse, par les miasmes » insalubres qui se répandent. Il faut du linge, des cou- » chettes garnies de leur paillasse, pour les blessés que » l'on ne peut panser sur le carreau. »

Quelques jours après, Laënnec, qui avait reçu l'ordre d'aller aux *Saintes-Claires* examiner l'état de cette maison et en rendre compte à la municipalité, découvrait dix-huit hommes entassés dans une cellule étroite, parmi lesquels se trouvaient dix malheureux atteints du *typhus*....

« Tout manquait, dit-il, dans cette maison : l'air, l'eau, les aliments, les remèdes ; tout, jusqu'aux moyens d'ensevelir et d'enterrer les morts. »

Le conseil renvoya les citoyens Godebert et Prévost vers l'administration du district pour lui exposer cet état de la situation des *Saintes-Claires*, et pour lui demander les objets que réclamaient les besoins urgents de cette maison...

Au conseil du département, des voix se faisaient aussi entendre pour faire connaître la position dans laquelle se trouvaient les prisons.... Dans la séance du 11 octobre 1793, le *procureur général syndic* provisoire représentait que les maisons de détention de Nantes étaient pleines de monde ; que, dans l'une d'elles, il régnait une maladie grave ; et que l'on devait craindre qu'elle ne devint épidémique. Il faisait observer que les opérations de l'armée et le décret sur les gens suspects allaient encore augmenter le nombre des prisonniers ; il représenta que bientôt il devait arriver un certain nombre de détenus, et qu'il était urgent d'aviser aux moyens de se procurer de nouveaux locaux propres à faire des maisons de détention ; que, dans le cas où la maladie qui règnail aux *Saintes-Claires* ne fût venue à continuer, il aurait été indispensable d'établir une maison d'arrêt dans un bon air, laquelle prison eût été en même temps une infirmerie ou une maison de convalescence pour les détenus. Il demandait, enfin, la nomination, dans le sein de l'administration, d'un commissaire qui aurait été chargé de se concerter avec la municipalité pour trouver les locaux nécessaires et convenables à la destination qu'on se proposait de leur donner.....

Le conseil fit droit à ce réquisitoire, nomma le citoyen Petit son commissaire, et le chargea de lui faire un rapport sur le résultat de ses recherches.

A la séance du soir, l'ordre du jour est la discussion sur les prisons.

Le commissaire chargé par l'arrêté du matin de chercher un local convenable pour renfermer les gens suspects, fait connaître que ses démarches ont été infructueuses. « La dis-» cussion, dit le procès-verbal que nous avons sous les » yeux, s'est prolongée sur cet objet, autant que le méri-» taient et son importance et les difficultés dont il est sus-» ceptible... » Le conseil, après avoir entendu le procureur-général en ses conclusions,

» Considérant qu'il est urgent de séparer les individus malades qui sont aux *Saintes-Claires* de ceux qui sont sains, afin d'éviter que la maladie ne devienne épidémique dans cette maison d'arrêt et ne se communique au dehors ;

» Considérant que la maison des *Petits-Capucins* offre un local commode, un bon air, et dont on peut tirer un parti avantageux, arrête que les prêtres détenus aux *Petits-Capucins* seront transférés dès demain dans un navire, et que le citoyen Colas, membre du conseil général du département, Chesné, membre du district, et Cordet, membre du conseil de la commune, sont nommés commissaires pour examiner, avec les officiers de santé qu'ils voudront s'adjoindre, la maison des *Petits-Capucins*, et constater les avantages qu'elle peut présenter dans les circonstances actuelles. »

Si le *typhus* commençait à se déclarer aux *Saintes-Claires*, des causes puissantes contribuaient à y développer cette cruelle maladie. Nous en avons la preuve dans le rapport que le citoyen Orhont adressait au conseil de la commune, le 16 octobre. « La difficulté d'avoir du pain chez les boulangers, disait-il, laisse les détenus dans un besoin extrême ; il faut sur-le-champ leur fournir du pain, si l'on ne veut pas les voir périr d'inanition. »

Une demi-livre de mauvais pain et une chopine d'eau, voilà quelle était leur subsistance !

A la même séance, les commissaires de la société de *Vincent-la-Montagne* faisaient connaître qu'il existait une grande quantité d'immondices dans cette maison, et qu'il y avait à craindre qu'il ne se développât, chez les détenus, des maladies épidémiques... Tout les y prédisposait, puisque la plupart des prisonniers n'avaient point de lits ; qu'ils manquaient souvent de paille, et qu'ils étaient obligés de coucher sur la terre humide... *C'était*, leur disait-on, *assez bon pour eux !*

Laënnec, accompagné de Larue, chirurgien, est chargé de nouveau d'aller aux *Saintes-Claires*. Il compte, dans l'ancien chœur des religieuses, onze cadavres, que, depuis trois jours, on n'avait négligé d'inhumer!... Et, « dans ce sépulcre mal blanchi, dit-il; vivaient ou mouraient de misère plus de cent citoyens appartenant aux meilleures familles de Nantes, » pour lesquels il obtint à grande peine d'aller respirer l'air une ou deux heures par jour dans un mauvais petit jardin fermé par un mur de trente pieds de hauteur... Cinq semaines auparavant, on y avait poussé des détenus jusqu'à ce qu'il n'eût plus été possible d'en faire entrer; et ils y étaient tellement pressés qu'il avait fallu en faire sortir plusieurs pour pouvoir fermer la porte!

La veille de la séance où les commissaires de la société *Vincent-la-Montagne* appelaient l'attention du conseil-général de la commune sur l'insalubrité des *Saintes-Claires*, le citoyen Renard, maire de Nantes, avait fait aussi un sombre tableau de la position des détenus dans les maisons d'arrêt, et le conseil, « considérant l'état déplorable dans lequel se trouvaient un grand nombre de prisonniers, par les maladies graves dont ils étaient attaqués;

» Considérant que ces maladies donnaient naissance à des miasmes dont l'influence maligne pouvait se répandre dans toute la cité, si l'on ne prenait de prompts moyens pour nétoyer et purifier les maisons de détention;

» Considérant que l'humanité commandait de porter les secours promptement, et que les précautions prises pour prévenir toute altération de l'air étaient expressément ordonnées par les lois de sûreté générale, arrêtait que les républicains et les vrais sans culottes de la société *Vincent-la-Montagne* seraient invités à nommer parmi eux le nombre qu'ils jugeraient convenable pour s'adjoindre aux membres du conseil général de la commune, afin de surveiller la répurgation des immondices, qui infectaient les maisons d'arrêt. »

XII.

Des petites villes et des campagnes, un grand nombre de réfugiés avec leurs femmes et leurs enfants arrivaient continuellement à Nantes pour y chercher un asile, pour y trouver secours et protection. Mais bientôt après ils tombaient malades..... Que l'on se représente les patriotes de la Vendée contraints d'abandonner leurs travaux, leurs moissons, leurs bestiaux, et de se renfermer dans la ville comme dans une prison, pour y entendre raconter les ravages de leurs champs et l'incendie de leurs maisons; qu'on les considère entâssés chez leurs parents, chez leurs amis ou dans des chambres que la ville leur donnait; qu'on se les figure éloignés de leurs foyers, sans pain, en proie aux besoins de première nécessité et à la plus vive inquiétude pour l'avenir, alors on concevra aisément que, dans de telles prédispositions, l'épidémie a dû les atteindre, et faire parmi eux de nombreuses victimes.

L'émigration de ces malheureux, jointe au grand nombre de militaires et de détenus que renferme la ville, met Nantes dans une telle pénurie qu'on est obligé de supprimer le pain que l'on donne aux prisonniers, et de le remplacer par du riz. Mais la demi-livre de riz que l'on fournit ne peut leur suffire. Ils s'en plaignent, et le conseil arrête qu'on ajoutera à cette ration une demi-livre de pain.

XIII.

La municipalité, comme nous l'avons déjà dit, voulait remédier aux abus qu'on lui signalait, et arrêtait des mesures pour les détruire; mais ses ordres n'étaient point exécutés, soit qu'il ne fût pas possible de le faire, soit que les personnes chargées de ce soin n'en eussent ni la volonté, ni la capacité... Quoi qu'il en soit, dans ces temps difficiles, quelques fournisseurs qui ne voyaient, dans les marchés qu'ils passaient avec l'autorité, qu'un but, le plus grand gain possible, donnaient souvent des denrées de mauvaise qualité, et plaçaient ainsi les malheureux prisonniers dans la cruelle nécessité ou de mourir de faim ou de manger un aliment malsain que la cupidité de certains hommes les obligeait à prendre... Aussi les détenus se plaignaient-ils depuis longtemps. Un digne homme, le citoyen Pérouty, pauvre menuisier, écouta leurs justes réclamations, et porta, le 26 octobre, leurs plaintes devant le conseil de la commune. Il demanda, au nom de l'humanité souffrante, qu'il fut créé une commission dans laquelle seraient entrés deux prisonniers pour assister à la cuisson et vérifier la qualité du riz, afin de leur ôter tout sujet de plainte... Le conseil, qui, dans ces temps, n'était pas encore dominé par Carrier, écouta avec bienveillance cette réclamation, et nomma une commission comme l'avait proposé Pérouty.

XIV.

Depuis longtemps, la société *Vincent-la-Montagne* ne cessait de signaler au conseil général de la commune les causes nombreuses d'insalubrité qui existaient dans la ville et dans les maisons d'arrêt. Nous l'avons déjà vu plusieurs fois envoyer quelques-uns de ses membres vers l'autorité municipale pour lui faire un tableau de la situation de Nantes, et lui représenter combien il était nécessaire de prendre des mesures d'*hygiène publique*.

A la séance du soir du 26 octobre, une députation de cette même société se présentait de nouveau, et « faisait » observer qu'il était urgent de purifier les prisons et de » faire enlever les immondices qui remplissaient les rues et » les places de la ville, et qui rendaient l'air insalubre, infect » et méphytique, ce qui pouvait occasioner de grands maux. »

Il est temps d'agir, si l'on veut préserver la ville de l'épidémie... Déjà les détenus qui sont placés dans les conditions les plus défavorables tombent malades et succombent promptement... Au *Bouffay*, des morts, des mourants et des prisonniers nouvellement infectés, gisent sur le même grabat!... Les cachots répandent des miasmes putrides, et les lumières s'éteignent lorsqu'on entre dans ces cloaques empestés!..

Ceux qui ont lu la description des cachots du moyen-âge, où les prisons jouaient un si grand rôle : prisons royales, prisons de seigneurs, prisons d'officialités, plombs de Venise, tous lieux de torture et de supplices, monuments de la féodalité et de la barbarie; ceux qui sont entrés dans les anciens châteaux forts, ces édifices à murs épais et toujours humides, aux vieilles tours, aux voûtes obscures; ceux qui ont vu les anciennes maisons de détention, où il n'y avait ni cour, ni promenoir; où les prisonniers ne sortaient jamais de leurs chambres pour jouir du soleil ou pour respirer un air moins corrompu : véritables foyers d'infection placés au centre des villes, avec leurs ouvertures étroites, leurs cachots humides et malsains, avec leurs barreaux de fer si rapprochés, qu'ils semblaient laisser passer à regret la lumière, peuvent juger de ce qu'était le *Bouffay* en 93.

Cette prison, déjà trop insalubre de sa nature et trop resserrée pour contenir les individus soumis aux tribunaux du département, était devenue le dépôt et le réceptacle non-seulement comme transit, mais comme séjour permanent, de tout ce qu'on jugeait à propos d'y envoyer des différentes maisons de détention, tant du ressort du département que de plusieurs autres... La guerre et les nombreuses arrestations de la triste époque dont nous retraçons une partie de l'histoire avaient considérablement augmenté le nombre des prisonniers qui y étaient renfermés. Aussi partout l'air et l'espace y manquaient, — dans ses cachots, « où les prisonniers ne recevaient de jour que par un trou de trois pouces, » — comme dans les chambres où l'on avait jeté plus de détenus qu'elles ne pouvaient en contenir.

En plaçant dans ces lieux insalubres, disons mieux, en y

enterrant tout vivants des prisonniers, l'autorité veut-elle les faire mourir dans un air empoisonné ?

La peur de la contagion s'est emparée du comité révolutionnaire.... Il demande « un local plus convenable pour juger les détenus publiquement, celui du *Bouffay*, écrit-il au conseil de la commune, étant infecté par les maladies qui y règnent. »

Sur les observations du médecin, on fait enfin évacuer les foyers d'infection, et on y pratique des fumigations guytonniennes.

L'infirmerie ne peut plus renfermer tous les fiévreux ; et, dans des lits, cependant, sont couchés jusqu'à trois et quatre personnes ! On dispose la chapelle pour recevoir les détenus que le *typhus* a frappés ; mais elle ne peut contenir tous ceux qui tombent malades... Herbron, chargé de leur donner des soins, est atteint aussi par l'épidémie. Le citoyen Valteau, chirurgien, est nommé par le district pour le remplacer.

Le conseil de la commune, effrayé des ravages que fait la maladie, délibère sur la nécessité d'aviser aux moyens d'arrêter les progrès du *typhus*, qui s'est développé au Bouffay, et « considérant que cette maison d'arrêt renferme trois cents détenus pour la conservation desquels l'humanité commande la sollicitude des autorités constituées ;

» Que déjà les prisonniers sont atteints de maladies contagieuses et d'autant plus susceptibles de s'y propager que l'air concentré de cette prison ne peut s'y renouveler, et que les émanations méphitiques des malades sont continuellement aspirées et respirées par les personnes saines ;

» Que, pour prévenir les ravages de la contagion, qui peut gagner les maisons voisines, s'étendre de proche en proche et ramener notre malheureuse ville à l'état pestilentiel qu'elle a éprouvé par de semblables causes, le conseil pense qu'il est indispensable de destiner un local au traitement des prisonniers du *Bouffay* et autres maisons de détention... »

C'est en vain que, sur la proposition du citoyen Goudet, accusateur public, on transfère les détenus malades du *Bouffay* dans la maison des frères de l'*école charitable*, qu'on appelait *hospice révolutionnaire*; c'est en vain que, sur la demande du citoyen Larue, chirurgien, on transporte au *Sanitat* les prisonniers malades qui sont renfermés dans des navires... Oui, c'est en vain; la mort les moissonne après comme avant leur translation; car, au *Sanitat*, dans cet asile qu'on appelait alors *hospice de la Réunion*, et qui, depuis longtemps était destiné à loger les pauvres, les infirmes et les fous, il y avait aussi encombrement de détenus.... De cet entassement, naît le *typhus*. On veut porter remède. L'autorité municipale écrit au district et au comité révolutionnaire pour faire évacuer cet hospice; mais on ne lui répond pas, et l'on ne prend aucune des mesures que nécessite cet état de choses.

Bien plus, un mois après, la mort ayant fait cesser l'encombrement, le comité de surveillance y envoya trois cents femmes réfugiées et une cinquantaine d'enfants, qui ne tardèrent point à y succomber victimes du *typhus*.

XV.

Les arrestations que l'on a opérées dans la ville et dans les campagnes; les prisonniers qui ont été faits par les troupes dans leurs nombreux combats ont rempli toutes les maisons d'arrêt, tous les hôpitaux. L'*Entrepôt*, le *Château*, plusieurs couvents et églises sont encombrés de détenus et de malades... La ville ne peut fournir les objets nécessaires; aussi prisonniers et malades manquent de médicaments, de paille, de couvertures, etc. Malgré cet encombrement de tous les établissements publics et le triste dénûment dans lequel ils se trouvent, Rossignol, général en chef de l'armée de Brest et de l'Ouest réunies, dirige de Rennes sur Nantes dix-huit cents malades, parmi lesquels on compte douze cents tant fiévreux que blessés. Ils arrivent le 20 novembre 1793... Mais l'administration des hôpitaux manque de fournitures, de vivres, d'objets de pansement, et l'autorité est dans l'obligation de faire prendre une partie du linge qui appartient aux détenus riches et de s'emparer de celui que l'on trouve dans les maisons sur lesquelles on avait apposé les scellés.

L'entassement qu'occasionne l'arrivée d'un si grand nombre de malades augmente les causes déjà si puissantes qui font crandre que le *typhus* ne se déclare en ville... Les hôpitaux et les maisons d'arrêt comptent un grand nombre de morts; et de braves soldats que le fer des Vendéens avait épargnés, périssent parce qu'un chef d'armée, méconnaissant les lois les plus simples de l'*hygiène publique*, dirige une si grande quantité de malades sur une ville où déjà la disette et l'encombrement faisaient naître une épidémie redoutable !...

CHAPITRE III.

Triste position des prisonniers. — Disette. — Ses causes. — Godebert fait connaître de nouveau que le typhus s'est déclaré aux Saintes-Claires. — Discours de Carrier sur les causes d'insalubrité qui existent dans la ville. — Arrêté du conseil du département pour l'inhumation des cadavres. — Le typhus à l'Entrepôt. — Rapport du citoyen Thomas. — Belle conduite de ce chirurgien. — Dévouement de Darbefeuille. — Lettre de Pariset sur la maladie.

XVI.

Malgré la gravité des circonstances et l'action des sentiments individuels, qui devaient préoccuper si fortement les hommes dans ces moments de crainte et de périls, alors que ceux qui se permettaient des sollicitations en faveur des prisonniers étaient regardés comme suspects, beaucoup d'honorables citoyens investis de fonctions municipales employaient le peu d'influence qu'ils pouvaient avoir à faire le bien et à améliorer la position des malheureux que les terroristes faisaient incarcérer, ou que le sort des armes rendait prisonniers... Le citoyen Orhont, par exemple, élevait encore la voix, dans le sein du conseil de la commune, le 30 novembre, et présentait un tableau de la triste position dans laquelle se trouvaient les détenus, « qui ne recevaient pas toujours, disait-il, la quantité d'aliments nécessaire à la vie. » Il représenta avec énergie que l'humanité faisait un devoir de satisfaire leurs besoins, et qu'il fallait insister auprès des administrateurs du département, qui lui avaient fait espérer qu'ils auraient assigné un fond pour la maison ci-devant *Ecole chrétienne*, où une grande quantité de Vendéens étaient détenus. Orhont demanda qu'on leur adressa, séance tenante, une invitation pour accélérer l'accomplissement de ce qu'ils avaient promis.

Le conseil prit en considération cette proposition. Il arrêta qu'il serait fait de suite une invitation aux administrateurs du département, afin de les engager à remplir leur promesse, et nomma le citoyen Orhont pour porter cette demande et l'appuyer... Le conseil général du département mit à la disposition de la municipalité une somme de 3,000 liv.

Ces secours étaient tardifs, malheureusement; car la mort enlevait chaque jour de nombreuses victimes... Devons-nous blâmer les administrateurs? mais ils ne pouvaient fournir ce qui leur manquait... Privés des approvisionnements nécessaires pour nourrir une si grande quantité de monde comme celle que renfermait alors Nantes, ils se trouvaient dans la cruelle position de ne pouvoir subvenir aux besoins d'une population aussi nombreuse... Les circonstances étaient devenues graves, et elles faisaient naître cette déplorable situation... Depuis neuf mois, la guerre désolait le pays, et la ville de Nantes en souffrait plus que toute autre, par les inquiétudes que ne cessait de lui donner la Vendée, — en la menaçant d'une invasion, — en la privant de subsistances qu'elle avait coutume d'en tirer, — et en frappant, par conséquent, de disette, la nombreuse et malheureuse population nantaise, que des armées considérables n'avaient cessé d'accroître... Avant la révolution, le territoire du département, dans les meilleures années, n'avait pu suffire que pour trois mois au plus à la consommation de ses habitants et en particulier de Nantes, qui s'approvisionnait ordinairement dans le pays de la Haute-Loire, dont les grains descendaient à Nantes et étaient, de là, répartis, par le commerce, en divers endroits de la France... Ces différents moyens d'approvisionnements avaient manqué à la fois. D'un côté, tout le pays de Retz et la partie d'outre Loire, qui produisaient le plus de grains, n'en avaient point fourni, pour ainsi dire, de la récolte de 1792, parce que les habitants de ces contrées voulaient être payés en écus ; et, d'un autre côté, les farines venues de l'Amérique septentrionale avaient servi en très-grande partie à la consommation de l'armée... Le défaut d'ordre, favorisé par les circonstances, avait achevé de dilapider ce que l'économie avait ramassé, et, à la fin de 1793, Nantes comptait à peine 130 tonneaux de grains dans ses magasins pour nourrir une population d'environ 80,000 âmes, considérablement augmentée par un nombre incroyable de réfugiés et de prisonniers...

Mais ces ressources étaient consommées, et presque toutes les communes du département qui fournissaient les blés étaient insurgées! et la navigation de la haute Loire, qui était interceptée, n'avait pas permis aux céréales achetées dans les départements limitrophes d'arriver à Nantes!

C'est en vain que, pour encourager l'arrivée des grains, la municipalité avait assuré aux cultivateurs une prime d'encouragement de cinq livres par chaque septier de froment qu'ils auraient amené en ville, avec la faculté d'emporter en échange les denrées et marchandises pour leur usage et celui de leur famille. L'armée royaliste entourait Nantes, et elle arrêtait tous les approvisionnements qui se dirigeaient vers cette ville, qu'elle voulait réduire par la famine, ne pouvant s'en emparer par les armes... Aussi la faim se faisait-elle vivement sentir, alors que les familles riches étaient plus ou moins réduites ou à manquer de pain ou à ne recevoir du boulanger qu'une demi-livre par individu d'un amalgame de farine échauffée..... Le bruit court que l'autorité mêle de la farine de marron et de gland à celle de froment pour la confection du pain que l'on distribue chaque jour aux habitants.

L'administration répond qu'il n'était jamais entré dans ses vues de mêler de la farine de marron ni de gland dans le pain qui se distribue chaque jour, et que des ennemis du peuple ont seuls pu répandre ce bruit ; qu'elle ignore encore, malgré les recherches faites, s'il existe réellement sur la rivière des bateaux chargés de marrons d'Inde et de glands ; que, quand cela serait, il n'en faudrait concevoir aucun ombrage, puisque les marrons d'Inde sont en réquisition pour la fabrication du salpêtre, et les glands, nécessaires pour les semis.

Mais pour augmenter les ressources alimentaires dont la ville avait si grand besoin, pourquoi l'administration n'avait-elle point recours à un moyen qui, quelques mois plus tard, lui devint précieux, alors qu'elle empêchait la fabrication de l'amidon ainsi que son exportation ; alors qu'une commission, composée des citoyens Darbefeuille, Laënnec, Louvrier, Sigoigne et Boistaux, chargée d'analyser l'amidon, lui faisait connaître que cette substance est une fécule inaltérable tirée du blé ; qu'elle est toujours pure et incorruptible, que le grain soit bon ou mauvais ; qu'elle est la partie vraiment nutritive de la farine ; que la fécule de patates, qui nourrit très-bien, n'est autre chose qu'un amidon ; qu'on s'en sert journellement en médecine pour restaurer les forces d'un malade épuisé ; qu'on s'en sert encore en cuisine pour faire des crêmes, des bouillies, des dragées, etc., et que les nourrices en donnent aux enfants sans inconvénient.

XVII.

Dans l'état de pénurie où se trouvait Nantes, l'hiver offrait donc la perspective effrayante du dénûment le plus complet ; et l'épidémie, qui, des prisons, s'étendait aux rues circonvoisines, menaçait déjà toute la ville.... Le rapport de Godebert ne laissait plus aucun doute sur ce malheur, lorsqu'il faisait connaître à ses collègues, dans la séance du 3 décembre, qu'il était d'une extrême nécessité de transférer dans un autre lieu les malades détenus des

Saintes-Claires, de crainte que le *typhus*, dont ils étaient atteints, ne se propageât de proche en proche et ne gagnât insensiblement toute la ville; que plusieurs personnes qui demeuraient aux environs de cette maison étaient déjà attaquées, et que le citoyen Larue, chirurgien de cette prison, se trouvait en grand danger.

Il s'offrit pour soigner les détenus pendant la maladie de son confrère, et il proposa ensuite de remplacer, par le citoyen Louvrier, le citoyen Hautbois, apothicaire, qui était dans l'intention de cesser de fournir des remèdes n'y pouvant suffire et n'ayant reçu aucun à-compte sur les fournitures qu'il avait faites.

Le conseil déclara que Godebert avait mérité des témoignages de reconnaissance pour les sollicitudes, les peines et les soins qu'il avait pris et qu'il prenait encore à soulager les malades.

Il l'invita à s'adjoindre aux citoyens Beugeard, Cordet, Gaschignard, Orhont et François aîné, administrateurs des hôpitaux civils.....

XVIII.

Le conseil de la commune avait décidé, sur le rapport du chirurgien Godebert, que les malades de la maison de détention des *Saintes-Claires*, où s'était déclaré le *typhus*, auraient été transférés dans la maison de l'ancienne *Ecole chrétienne*. Cette translation, qui était de la plus grande nécessité puisqu'il s'agissait d'empêcher que tous les prisonniers ne devinssent victimes de l'épidémie, ne se faisait point!... On a peine à comprendre que la négligence de l'autorité fût portée si loin.

Le procureur général de la commune, alarmé de cette incurie, fixa de nouveau dans la séance du 10 décembre 1793, l'attention du conseil sur la nécessité de faire transférer de suite à la maison des *Ecoles chrétiennes* les malades des *Saintes-Claires*.

Ils demanda que les commissaires nommés pour cette maison eussent mis en réquisition les hommes nécessaires pour le nettoiement en entier des ordures dont elle était infestée. Il demanda aussi que les officiers de santé eussent été tenus de faire de fréquentes fumigations pour la salubrité de l'air ; que les commissaires eussent été autorisés à installer de suite un directeur pour cet hôpital.

Le lendemain, Carrier se rendait au conseil de la commune, proposait des mesures de salut public, et parlait en ces termes de la situation de la ville :

» Citoyens magistrats,

» La grande quantité de brigands qui est conduite dans » la ville pour y subir la peine due à leur rebellion infestent » la cité par leur amas nombreux dans les maisons d'arrêt » où se sont manifestés des principes de contagion, occa- » sionnés soit par les miasmes dangereux qu'occasionnaient » et la pudridité des cadavres de ceux qui tombent sous le » glaive de la loi, principes de contagion auxquels un de- » gré de corruption vient s'ajouter comme les cadavres des » chevaux et autres bestiaux que les passages et séjours des » armées de la République ont introduit dans la place.

» L'intérêt général de la cité, citoyens magistrats, exige » que je forme une commission de salubrité, et j'ai chargé » le citoyen Raulin, médecin en chef de l'armées de la di- » riger. Je vous invite à nommer deux municipaux pour en » faire partie, et je vous demande de me présenter trente » à quarante citoyens d'un civisme et d'une activité recon- » nus auxquels j'attribuerai un traitement. »

XIX.

Malgré les ordres de la municipalité et la surveillance du comité de salubrité, les mesures d'*hygiène publique* avançaient peu. Les rues et les places étaient encombrées d'immondices ; et les *enterre-morts* ne se donnaient pas la peine de faire des trous assez profonds pour l'inhumation des corps. Le plus ordinairement, la moitié des cadavres n'étaient point recouverts de terre. Le comité révolutionnaire entretenait cependant trois cents fossoyeurs !

Le conseil général du département, alarmé de ce déplorable état de choses, décréta, dans sa réunion du 14 décembre, de nouvelles mesures de salubrité publique..... Séance tenante, il adressa au conseil de la commune une note dans laquelle il disait que « les mêmes craintes qui avaient porté les officiers de santé en chef de l'armée à écrire au directoire l'avait engagé à soumettre ces considérations au conseil de la commune de Nantes, qui avait dû prendre des moyens pour éviter les dangers et les funestes effets qu'auraient sur la santé des citoyens la non inhumation ou l'inhumation mal soignée des cadavres, surtout dans les circonstances malheureuses où la guerre civile et des maladies cruelles désolaient l'humanité ;

» Que la négligence en cette partie rendrait les cadavres infects de leurs ennemis plus dangereux pour eux que ne l'avaient jamais été leurs nombreuses cohortes ;

» Que déjà l'air corrompu que l'on respirait semait, pour ainsi dire autour de tous, les maladies cruelles d'une manière effrayante, et que le mal s'accroissait à un point que les autorités constituées seraient inexcusables de ne pas employer tous les moyens d'éloigner de nos murs le nouveau fléau qui menaçait la ville ;

» Que c'était ici une de ces mesures vraiment urgentes et importantes pour l'exécution de laquelle les administrateurs ne devaient rien négliger, puisqu'il s'agissait de la vie des patriotes. »

La municipalité désigna des hommes dévoués pour se transporter dans tous les cimetières, afin de s'assurer si les cadavres étaient bien enterrés, et elle donna des ordres aux commissaires de police pour faire exécuter cet arrêté.....

Mais c'est en vain que la municipalité faisait mettre en activité une plus grande quantité de tombereaux pour le transport des cadavres ; c'est en vain qu'elle faisait connaître, par des affiches, que l'observation des mesures qu'elle prescrivait devait faire cesser l'épidémie... malgré tous ses efforts, l'inertie la plus désespérante existait pour tout ce qui avait rapport à la santé publique.

XX.

Les impositions arbitraires, les dénonciations, les arrestations et l'oubli de toutes les règles de justice et d'humanité ont anéanti les facultés des habitants. Le commerce est nul ; la fortune est un titre de proscription, et la liberté des citoyens est mise à prix d'argent !

Le rôle infâme de délateur est devenu honorable aux yeux de la multitude... Ils le pensaient, du moins, tous ceux dont les lâches dénonciations sont écrites, avec les noms des délateurs, sur les pages des registres des comités de toute sorte et des clubs.... Et quelles étaient ces délations ? devaient-elles sauver la patrie en désignant des citoyens qui conspiraient contre elle ?... Hélas ! c'était, pour ne citer qu'un seul exemple, entre mille, « c'était une dénonciation contre les médecins de l'*Hôtel-Dieu, accusés de retenir les galeux plus de trois mois à l'hôpital sans les guérir, parce qu'il y avait là-dessous quelque chose de suspect !* » (Mellinet.)

Avec l'inculpation de *suspect*, nom vague et prêtant merveilleusement à l'arbitraire, personne ne peut se croire exempt de la prison, et une arrestation devient le prétexte d'une amende ruineuse, du pillage des meubles, de la confiscation de tous les biens, ou d'un arrêt de mort, sans autre motif que le mauvais vouloir des misérables qui ont usurpé toute autorité..... La terreur règne à Nantes, et la ville est depuis deux mois le théâtre des sanglantes exécutions de Carrier. Il provoque, prêche, commande toutes les mesures révolutionnaires; ses sicaires imposent arbitrairement les habitants; ils incarcèrent les citoyens riches forcés de s'affranchir à prix d'or, et ils marquent à la craie, — comme le faisaient les catholiques avec les huguenots de la Saint-Barthélemy, — les maisons des victimes dévouées à leur sordide et barbare cupidité.... Carrier a forcé le président du tribunal à faire guillotiner, sans jugement, quarante Vendéens pris les armes à la main, et il veut que la commision militaire fusille également trois mille détenus qui « empoisonnent, dit-il, la cité... »

Ecoutez-le. Il est à la société populaire, et, le sabre à la main, il s'écrie : « La peste se fait sentir dans les pri-
« sons. Il est à craindre que bientôt elle ne se répande
» dans toute la ville. Les ordres du comité de salut public
» et de la convention sont d'exterminer tous les brigands...
» Vous exposerai-je à périr pour les ménager?... Non, cet
» exemple en imposera aux malveillants..... Tous les bri-
» gands et les conspirateurs doivent être fusillés... Encore
» quelques jours, et il n'existera pas un seul brigand sur
» les rives de la Loire. »

Il a donné droit de vie et de mort sur les Vendéens, à Lambertye et à Fouquet, qui abusent de leur pouvoir pour immoler jusqu'à des femmes enceintes et des enfants!..... Il vient de proposer aux administrés réunis de faire périr les prisonniers en masse!..........................

....

Nantes prend chaque jour un air plus sinistre... Le *typhus* est venu, avec la famine, se joindre aux massacres qui la désolent et l'épouvantent.... La mort plane sous toutes les formes sur cette malheureuse cité; et, du salon à la mansarde, l'on n'entend parler que noyades, guillotine, *typhus*.... Nantes n'a plus que l'aspect d'un vaste champ d'exécution!..................................

....

Une ordonnance de police, affichée dans la ville, fait défense de boire de l'eau de la Loire que les cadavres avaient infectée !!!

Les habitants ont disparu pour faire place à des bandes de chiens qui se désaltèrent dans les eaux rougies des cloaques et se repaissent des cadavres que les bourreaux n'ont plus le temps d'enfouir !.... Ne criez point à l'exagération. J'ai sous les yeux l'arrêté qui fut rendu pour empêcher les chiens de dévorer les cadavres des victimes ! La veille, une députation de *Vincent-la-Montagne* s'était présentée à la séance du conseil de la commune. Elle avait exposé « qu'il se trouvait dans la ville une grande quantité de chiens qui se portaient dans les endroits où l'on avait inhumé des corps morts, et qu'ils les déterraient pour s'en repaître ; que cela occasionnait des odeurs infectes et nuisibles à la salubrité de l'air, et pouvait amener les plus grands maux dans la cité. »

XXI.

Dans la séance du 26 décembre du conseil général de la commune, le citoyen Teissier, en son nom et aux noms des citoyens Richer, Cotteau, Claveau, Blot, Allard, Pierre Huet et Beziau, commissaires bienveillants de la 17e section, chargés par le conseil de surveiller les prisonniers de l'*Entrepôt*, avait cherché à exciter l'intérêt sur les innocents qui y étaient renfermés.

« Parmi les scélérats, disait-il, qu'un repentir trop tar-
» tif, ou l'impossibilité de faire plus de mal amène cha-
» que jour dans la localité, il se trouve un grand nombre
» d'enfants qui, par la faiblesse de leur âge, n'ont pas
» participé aux crimes de leurs parents. Il y a aussi plu-
» sieurs femmes enceintes et d'autres qui allaitent.... La
» nature des aliments qu'on leur distribue, ainsi qu'à ces
» petits enfants, ne leur convenant pas, ils ne pourraient
» vivre longtemps. Il y aussi des jeunes personnes qui ont

» la petite vérole. Il est juste que les coupables soient pu-
» nis; mais il est juste aussi d'avoir soin de ceux qui ne
» le sont pas. Il conviendrait donc de les ôter de cet endroit
» et de les placer dans un autre lieu où ils pourraient être
» secourus. »

Le conseil, après avoir entendu ce rapport, avait arrêté que les jeunes enfants auraient été mis dans quelque maison d'infirmerie, et qu'on aurait placé les femmes enceintes dans la ci-devant communauté de *Saint-Charles* pour y recevoir les secours que réclamait leur état... Cette décision, pour recevoir son exécution, exigeait l'approbation de Carrier. Ces malheureux restèrent dans l'*Entrepôt.*

L'encombrement y est considérable. Le conseil de salubrité informe la municipalité qu'il y règne *une odeur putride qui peut occasionner la peste dans la cité....* L'autorité municipale députe vers Carrier les citoyens Dufo et Devauge pour lui « représenter les dangers imminents où se trouvent placés les habitants de Nantes, et le solliciter de faire transporter de suite tous les détenus politiques qui sont à l'*Entrepôt* sur un ou plusieurs bâtiments, seul remède à opposer aux malheurs qui menacent la commune... »

On transfère une partie de ces malheureux sur des navires ; mais là ils trouvent la mort ; car, dans ses raffinements de meurtre, Carrier a imaginé de les noyer, pour vider le trop plein de la population.

....

XXII.

Malgré les noyades et les exécutions, les prisons restaient pleines.... Et cependant la commission militaire avait jugé 4,000 personnes dans l'espace de 20 jours!....

Carrier avait beau tuer des deux mains, les cachots regorgeaient toujours... Des milliers d'hommes, de femmes et d'enfants sont encore entassés dans les maisons de détention et particulièrement à l'*Entrepôt.*

C'est dans cet infâme charnier que l'on déporte chaque jour des autres prisons les malheureux sans nombre qui sont destinés à passer par les mains de la commission militaire ou par les galiottes de Lambertye... Le *typhus* s'y déclare et l'on compte de 30 à 40 morts par jour !

Les nombreux détenus que l'on en extrait tous les matins pour les conduire à la guillotine sentent l'odeur de cadavre !... De larges bailles de vidanges sans couvercles et sans barreaux d'appui sont au milieu des salles, et la lampe sépulcrale allumée dans ces galeries de mort donne une lumière si faible que tous les matins on trouve des malheureux détenus exténués et tombés à la renverse dans ces baquets empoisonnés !

La maladie était si intense à l'*Entrepôt* que, de 22 sentinelles qui y montèrent la garde, 21 périrent en très peu de jours; et que les membres du conseil de salubrité, qui eurent le triste courage d'y aller, en furent presque tous les victimes... Ils y trouvèrent, par centaines, des malheureux étouffés ou morts de faim; des femmes qui avaient succombé dans les douleurs de l'enfantement, et que les rats avaient dévorées; des squelettes d'enfants encore cramponnés au sein des squelettes qui avaient été leurs mères...

Mais, au lieu de nous emparer du récit de ces faits, laissons parler des hommes qui les ont vus dans tout ce qu'ils ont présenté d'horrible et de frémissant.

C'est d'abord le chirurgien Thomas qui vient d'entrer à l'*Entrepôt* et raconte ce qu'il a vu :

« Je trouvai, en entrant dans cette affreuse boucherie, une grande quantité de cadavres épars çà et là ; je vis des enfants palpitants ou noyés dans des bailles pleins d'excréments humains... Mon âme était brisée... Je traverse des salles immenses, m'efforçant de parler un langage d'humanité, qui semblait nouveau aux malheureuses femmes dont j'étais chargé de constater l'état. Mon aspect les fait frémir; elles ne voyaient d'autres hommes que leurs bourreaux. Je les rassure, je leur parle le langage de l'humanité, je constate la grossesse de trente d'entre elles; plusieurs étaient grosses de sept à huit mois... Quelques jours après, je viens revoir ces femmes, que leur état rendait sacrées et chères à l'humanité.... Aurai-je la force d'achever.... Ces malheureuses avaient été précipitées dans les flots ! Mais plus j'avance sur ce théâtre de sang, continue le chirurgien Thomas, plus la scène devient affreuse. Huit cents femmes et autant d'enfants avaient été déposés dans les maisons de l'*Éperonnière* et de la *Marilière*; cependant il n'y avait dans ces prisons ni paille, ni lits, ni vases d'aucune espèce; les détenus manquaient de tout.... Le médecin Raulin et moi nous avons vu périr cinq enfants en moins de quatre minutes. Nous nous informons des femmes du voisinage, si elles ne pourraient pas secourir ces malheureuses créatures qui mouraient de faim. Elles répondent : — « Comment voulez-vous que nous fassions ? Grandmaison fait incarcérer tous ceux qui portent des aliments à ces femmes et à ces enfants. »

Une autre fois, le chirurgien Thomas, croyant obtenir la grâce de trente-sept jeunes hommes de la Vendée momentanément retenus à l'hôpital, demande leur incorporation dans l'armée de la République. Goullin lui répond que cela ne se peut, et prenant la liste qui lui était présentée, il y met un ordre de transfèrement à l'*Entrepôt*... Thomas eut le courage de retenir cet arrêt de mort.

« Un jour, Thomas proposait au comité de faire transférer à l'hôpital vingt et quelques malades, et demandait des fonds ou effets pour les soigner. Goullin le requit de faire reporter ces malades à l'*Entrepôt*, où on entassait les individus destinés à être noyés ou fusillés par centaines, tant par jugements militaires qu'autrement, et même les habitants des campagnes des deux sexes qui venaient se rendre. Thomas frémit, s'indigna et refusa de déférer à cet ordre barbare et sanguinaire. » (Phelippes dit Tronjolly.)

Encore un mot sur Thomas.

Ce courageux citoyen venait de voir Durassier dresser une liste de proscription dans la prison du *Bon-Pasteur*, où il donnait ses soins aux détenues. Thomas sortit, pénétré d'horreur, et revint un moment après, revêtu de son uniforme de chirurgien, armé de son sabre et de ses pistolets, et déclarant qu'on marcherait sur son cadavre avant d'enlever une femme pour la noyer...

Que n'avait-il des imitateurs !

XXIII.

Enfin, l'*Entrepôt* fut évacué et la contagion arrêtée dans ses progrès, grâce au zèle de Darbefeuille... Ce médecin avait été incarcéré aux *Saintes-Claires*, et de là transféré à l'*Eperonnière*.

Redemandé par les malades et les blessés qui faisaient entendre leurs cris dans les sociétés populaires, il fut renvoyé à l'*Hôtel-Dieu* et y resta prisonnier pendant un mois. Rendu à la liberté, Darbefeuille se présente à ses persécuteurs et à Carrier, il leur peint le *typhus* dévorant les victimes qu'ils ont entassées, envahissant déjà les quartiers avoisinants, et, dans sa marche rapide, prêt à frapper la population entière. Ils craignent pour eux-mêmes, et Darbefeuille obtient l'autorisation d'organiser et de diriger une commission sanitaire... Je vais laisser ce médecin tracer lui-même cette belle page de sa vie.

« A peine hors de détention, j'eus le courage, et c'était en avoir, dans ces jours affreux, où l'on ne voyait autour de soi que des bourreaux et des victimes, j'eus le courage de paraître devant ceux qui m'avaient fait incarcérer, de provoquer, dans le sein même du comité révolutionnaire, la formation d'une commission de salubrité, pour mettre un terme aux ravages que le *typhus* exerçait parmi les détenus de tout sexe, de tout âge, encombrés à l'*Entrepôt*... Déjà les rues voisines étaient contagionées ; on comptait trente et quelques victimes par jour ; la maladie se propageait avec une rapidité alarmante.

» Je réussis à effrayer le farouche comité : le choix des membres de la commission et la direction de ses travaux sanitaires me furent confiés. Deux de nos collaborateurs, Nouël et Pariset, alors élèves, m'accompagnèrent dans la première inspection que nous fîmes dans l'intérieur de l'*Entrepôt*, sorte de sépulcre où étaient entassés près de treize cents spectres décharnés... Un troisième collaborateur fut presque asphyxié en entrant dans ce lieu infect ; transporté chez lui, il était déjà contagioné.

» Nos dispositions furent promptes ; nous évacuâmes tout l'intérieur, et nous y fîmes des fumigations guytonniennes. Assainir ces lieux infects, faire inhumer quatre mille trois cents cadavres jetés dans une carrière sans être recouverts d'un pouce de terre, carrière située près d'une entrée de la ville ; donner les mêmes soins à un grand nombre d'autres cadavres qui restaient presque découverts dans le grand cimetière : voilà ce qui fut l'objet des premiers travaux de la commission, et ce qui fut promptement exécuté, non sans danger pour les membres ; car huit furent affectés du *typhus* le même jour, quatre succombèrent, je restai trente-deux jours au lit. »

Ecoutons maintenant Pariset dans la lettre qu'il a bien voulu nous adresser, lorsque nous lui avons demandé ses souvenirs sur cette épidémie.

« Les Vendéens avaient passé la Loire. Ils s'étaient jetés sur le Mans, et avaient pénétré jusqu'à Grandville. Défaits dans une suite de batailles, ils s'étaient dispersés par groupes, et venaient dans les villes mettre bas les armes et demander grâce... Je crois qu'on les reçut à composition, et que, malgré la foi des engagements, on leur ménageait les traitements les plus cruels. Je ne vous parle point des noyades, je ne les ai pas vues; mais ce que j'ai vu, le voici :

» Il y avait à Nantes, du côté du bois de Launay, un vaste bâtiment appelé l'*Entrepôt*. On y déposait les marchandises de l'Inde, qu'on y reprenait par transit. Ce bâtiment était vide. On y reçut les Vendéens prisonniers. Ils arrivaient là dans cet état déplorable où le mauvais temps, la fatigue, la faim, le désespoir et la malpropreté jettent les hommes. Soit qu'ils eussent apporté le *typhus*, soit qu'il se développât au milieu d'eux, cette affreuse maladie les emportait chaque nuit par centaines. Le matin, on jetait les cadavres par les fenêtres, on en faisait des tas que l'on recouvrait de voiles, puis on en chargeait des charrettes et on les conduisait à Gigant pour les y enterrer.

» Le *typhus* se déclara en même temps dans les hôpitaux, dans les prisons, dans la ville. Il envahit tout. Effrayé de ce grand désastre, le comité révolutionnaire voulut y porter remède. On fit sortir d'une sorte de prison cet excellent Darbefeuille à qui je dois la vie. On le fit venir au comité. On lui recommanda de s'adjoindre à son choix des auxiliaires actifs pour nettoyer les prisons, et surtout l'*Entrepôt*. Darbefeuille me désigna avec quelques autres. A mon nom, des cris de fureur éclatèrent, j'étais un *fédéraliste, un ennemi public*. Darbefeuille persista. Je fus admis..... On m'avait beaucoup parlé de l'infection de l'*Entrepôt;* je crus que j'y rencontrerais une de ces odeurs qui révoltent. Pas du tout. En mettant le pied sur l'escalier de ce malheureux bâtiment, je ne sentis qu'une odeur fade et douce qui me portait à vomir. Je traversai lentement les salles. Elles avaient perdu dans la nuit plus de cent de leurs tristes habitants; spectres pâles, décharnés, couchés abattus sur le plancher, ou s'y traînant en chancelant comme dans l'ivresse ou la peste. Je ne pense pas que j'aie touché un seul d'entr'eux.

» Je ne sais pas quelles mesures prescrivit Darbefeuille ; mais ce que je sais, c'est que deux jours après cette fatale visite : brisement général, douleur à la tête, au col, au dos, aux lombes ; envies de vomir, frissons, fièvre. Je me mis au lit, je n'en sortis qu'au bout de soixante jours. Sur ces soixante, quarante entre la vie et la mort. J'éprouvai les choses les plus bizarres. J'entendis plusieurs jours de suite une musique ravissante, je composai une pièce de vers. J'avalai je ne sais combien de princes, de princes qui, portés dans de petits cabriolets, fendaient l'air, s'arrêtaient au pied du lit, abattaient le devant de la voiture, et s'élançaient, chamarrés de cordons, jusqu'à ma bouche, qui s'ouvrait pour les recevoir et les engloutir. Au premier, je me figurais que j'aurais beaucoup de peine ; mais il passa sans difficulté, et je fus rassuré pour les autres ; je sentais directement dans mes jambes une volonté contraire à ma volonté raisonnée.

» J'usais ma tête pendant ma maladie, et je sentais qu'une fois guéri, il m'en faudrait une seconde. Mais comment ajuster les os, les vaisseaux, les nerfs, les muscles, etc., etc. ? Cela m'embarrassait furieusement. Mais quoi ? *je ferai comme je pourrai*, me disais-je ; *je n'y suis pas encore. Attendons ; et je n'y pensai plus.*

» Ma maladie se jugea par une abondante exspuition, qui me fit largement écumer pendant une dizaine de jours. Vers ce temps là, je me sentais double, composé d'une moitié droite et d'une moitié gauche ; inégales, dépareillées. Je me sentais guéri d'un côté, je me sentais encore malade de l'autre. Je dédoublais mon lit comme ma personne. Je me disais la nuit : *Faut-il que je dorme si bien dans ce lit-ci ? et si mal dans celui-là ? N'est-ce pas là l'homme double des médecins ?*

» Du reste, ma maladie achevée, la convalescence fut

rapide. Je fus sur pied en quelques jours. C'était au printemps; jamais saison ne m'avait paru si belle. Darbefeuille fût malade comme moi. Dès le début, il fut plongé dans une sorte de stupeur méditative qui dura deux semaines.

» Emile Nouël, mon condisciple et mon ami, ce cher Nouël qui a succombé depuis à une affection de poitrine, Emile Nouël ne fut pas plus ménagé que moi.

» J'ai vu périr du *typhus* les jeunes gens de la plus belle espérance : un entr'autres, qui se jetait les cheveux épars sous les lits, marchait à quatre pattes, et hurlait comme une bête féroce... Quelle voix rauque ! quels cris ! quels regards ! Je n'ai jamais rien vu de plus affreux, si ce n'est un pauvre prêtre grec, tout jeune, qui en 1829 prit de nous la peste à Tripoli, et mourut en quelques jours, dans les convulsions d'une sorte de rage.

» Les fumigations de chlore, qu'on essayait alors, n'eurent aucun effet sensible. Je les répétai plusieurs fois dans la prison du *Bouffay*. Après la sixième, l'odeur de la prison n'était pas détruite.... Le déplacement et le grand air, voilà les vrais remèdes... »

CHAPITRE IV.

Les fossoyeurs manquent. — Discours du substitut de l'agent national sur la nécessité d'enterrer convenablement les corps morts. — Arrêté qui oblige tous les citoyens valides à coopérer à cette mesure. — Les chiens dévorent les nombreux cadavres qu'on n'a pas eu le temps d'ensevelir. — L'autorité fait fermer le cimetière du Grand-Brigantin. — Les enterre-morts tombent malades. — Le typhus fait de nombreuses victimes à l'Hôtel-Dieu et dans les infirmeries. — Dévouement des médecins. — Souvenirs de M. Hectot sur la maladie.

XXIV.

On venait de fusiller un grand nombre d'hommes, de femmes enceintes, de filles et d'enfants.... Leurs cadavres sont encore gisants çà et là dans la ville. Le nombre des morts laissés sans sépulture sur les lieux d'exécution est tel, que le 18 janvier 1794, sur un rapport fait au conseil, on arrête que tous les citoyens seront tenus de concourir à la continuation des travaux pour l'enterrement des cadavres.... Laissons parler le substitut de l'agent national :

« Enfin les braves soldats de la République ont vaincu les hordes de brigands qui, depuis plus de dix mois, s'étaient épaissies pour envahir cette cité, et par la suite se rendre maîtres de tous les départements de la ci-devant Bretagne. Tous ces scélérats ont mordu la poussière, et ceux qui ont échappé au fer de nos soldats républicains ont été faits prisonniers dans nos murs, où ils reçoivent le châtiment dû à leurs forfaits. Le nombre de ces infâmes est malheureusement trop grand ; il est intéressant qu'ils soient enterrés avec la plus grande précaution, afin qu'après leur mort ils ne nous fassent pas plus de mal que pendant leur vie... Déjà, citoyens, vous avez pris cet objet en considération; déjà on s'est occupé fructueusement à cet utile travail; mais les bras qui y étaient employés nous sont enlevés; le général Vimeux et le commandant temporaire de la place viennent de vous annoncer qu'ils étaient réquis pour se rendre au champ d'honneur, et qu'il n'était pas en leur pouvoir de les faire remplacer. Dans cette circonstance où tous les moments sont précieux, je vous propose un moyen qui pourra répugner à certaine classe de la société, mais qui ne doit pas moins être pris en considération.... La salubrité de l'air intéresse tous les citoyens; la conservation de leur vie et de leur santé y est attachée; tous ont concouru aux travaux qui ont été faits pour les fortifications. Eh bien! citoyens magistrats, il faut que tous concourent aux travaux qui doivent la garantir de l'horreur de la *peste*. Tout citoyen valide ne peut s'y soustraire; il ne serait pas juste que le républicain zélé et courageux travaillât pour le salut général, pendant que l'indifférent et le muscadin se reposeraient et jouiraient des avantages des travaux auxquels ils n'auraient pas concouru. Il est bien urgent d'inviter tous les citoyens à travailler, à faire des fosses profondes et à combler celles qui ne le sont pas assez. Que ceux qui s'y refuseraient soient réputés suspects et traités comme tels; car ils ne mériteraient aucuns égards.

» J'aime à croire, citoyens, qu'à la voix de leurs magistrats, ils s'empresseront de remplir un devoir aussi sacré. »

Le conseil, après avoir entendu ce discours, considérant combien il était urgent de continuer les travaux commencés pour l'inhumation des cadavres et l'enfouissement des chevaux, afin de prévenir la *peste*, dernier fléau qu'entraîne la guerre civile; considérant que le 34e régiment, qui s'était porté à ces opérations avec un zèle digne des soldats de la République, était obligé de quitter Nantes, arrêta que « tous les citoyens valides de la cité auraient été invités par bataillon à continuer les travaux commencés, sous l'inspection des commissaires pris dans le sein de l'infatigable société *Vincent-la-Montagne.* »

Il était temps d'agir ; un spectacle horrible s'offrait de nouveau aux yeux de toute la population : les cadavres entassés dans les carrières de Gigant et à peine recouverts de terre étaient déchirés par des chiens réunis en bandes, qui répandaient l'effroi dans la ville et venaient ajouter une puissante cause d'insalubrité à toutes celles qui favorisaient le développement de l'épidémie... Ces paroles qu'un membre du conseil du département adressait à ses collègues révèlent, dans toute son horreur, l'effroyable situation de Nantes et du département : « Dans le nombre des mesures prises pour empêcher que les suites dangereuses de l'épidémie, qui fait des ravages dans le département de la Loire-Inférieure, ne désolent plus longtemps ce territoire, il en est une à laquelle on n'a pas assez fait attention : il est connu qu'une quantité de chiens de toute espèce errent dans l'étendue des districts du ressort, se nourrissant de la chair de cadavres qui sont malheureusement épars çà et là ; l'expérience a convaincu presque tout le monde que cet animal, vorace de sa nature, déterre les corps morts pour les dévorer. Par les efforts qu'il fait pour parvenir à la possession de sa proie, il donne aux miasmes pestilentiels tous les moyens de se répandre dans l'air et de l'infecter. Il est à craindre que les chiens accoutumés à se nourrir ainsi se jettent sur les enfants, et même qu'ils ne deviennent hydrophobes, ce qui ajouterait fléau sur fléau. Leur multiplicité, leur voracité et l'habitude qu'ils ont de fouiller dans les ordures pour y chercher leur vie, peuvent occasionner les inconvénients les plus funestes. »

XXV.

Malgré les arrêtés de la municipalité, les mesures d'*hygiène publique* étaient loin d'être exécutées !... Plusieurs cimetières sont remplis de cadavres au point d'infecter les passants et les voisins, et l'on continue encore à y enterrer ! Mais ce n'est point impunément que l'on viole les règles de la salubrité ; la plupart des ouvriers qui sont employés à l'inhumation des corps tombent malades et beaucoup succombent.... Les bras manquent ; et la putréfaction des cadavres, qui se trouvent entassés dans divers endroits, et particulièrement ceux que l'on a déposés dans le cimetière du Grand-Brigantin sans les enterrer, viennent s'ajouter aux causes de mort qui augmentent tous les jours.

Il existait cependant des conseils de salubrité pour appeler l'attention de l'administration municipale sur ces influences délétères... Oui ; mais celui qui était présidé par Darbefeuille, et dont la compétence pouvait offrir toute garantie, était entravé dans ses opérations par le comité révolutionnaire, qui avait formé aussi, dans le sein de la société *Vincent-la-Montagne*, une commission de surveillance pour tout ce qui tenait à la santé publique. Ils étaient rarement d'accord : de là, le manque d'union dans la décision des moyens ; de là, le retard dans l'exécution des mesures les plus urgentes, et, comme conséquences, un état de choses déplorable auquel on n'apportait aucun remède.

XXVI.

L'état des cimetières est signalé par les deux comités de salubrité. C'est alors que le conseil général de la commune, comprenant le danger de ces foyers d'infection, arrête, le 25 janvier, dans sa séance du soir : 1° « que les membres du comité des travaux publics et les commissions de santé s'occuperont, sans délai, à chercher des locaux pour y établir des cimetières;

2° Que celui dit *Grand-Brigantin* sera fermé de suite, avec défense d'y enterrer davantage jusqu'à ce qu'il en soit autrement ordonné ;

3° Qu'il sera écrit sur le champ aux directeurs des hôpitaux pour les en prévenir, et que, dès demain, ils cessent de faire les inhumations audit cimetière ;

4° Que celui sur la route de Rennes, terrain du citoyen Jogues, leur sera indiqué pour y faire les inhumations dans les vingt-quatre heures du décès de chaque individu ;

5° Que le citoyen Bernard, sous-agent-voyer de la commune, sera autorisé à mettre en réquisition tous les maçons des ateliers et chantiers particuliers qu'il jugera nécessaires pour clore le nouveau cimetière ;

6° Qu'il sera écrit aux citoyens Lambert, Daubigny et Landais, commissaires nommés pour les inhumations des cadavres et des bestiaux, pour les inviter à faire porter des ouvriers pour ouvrir des fosses audit nouveau cimetière et y faire conduire de la chaux ; ils seront de même invités à faire ouvrir des fosses dans le terrain dit de *la Salle-Verte*, et à y conduire pareillement de la chaux, le local étant jugé convenable pour y faire des enterrements, par sa grandeur et sa salubrité. »

Ainsi que ses ouvriers, Landais (jeune), qui avait été nommé commissaire pour l'inhumation des cadavres, comme nous venons de le voir, ne tarda point aussi à ressentir les effets de l'influence délétère à laquelle l'exposaient ses fonctions; il s'alita, et invita la municipalité à le remplacer... Landais ne voulut point toucher ses appointements, et pria la commune de distribuer l'argent qu'il avait gagné aux femmes et aux enfants des pères et maris ouvriers qui étaient tombés malades en travaillant à l'inhumation des corps.

Au milieu des atrocités qui ont été commises ou qu'on a laissé commettre dans ces tristes temps, on est heureux de pouvoir citer les hommes qui ont honoré leurs fonctions par de semblables actes !

XXVII.

Les prisons restent toujours pleines..... Les hôpitaux aussi sont encombrés. Les plaies les plus simples y prennent un caractère gangréneux, et les femmes qui viennent de devenir mère succombent presque toutes à la *fièvre puerpuérale.* La ventilation ne se fait pas ou se fait mal dans les salles où il faudrait que l'air fût le plus pur possible. On semble craindre les fluxions de poitrine, et l'on ne redoute pas ces émanations putrides dont les effets délétères donnent la mort !...

Bientôt le *typhus* attaque les malades de *l'Hôtel-Dieu*, ceux qui sont dans les infirmeries ; et médecins, élèves, employés sont atteints... Blin, Laënnec, Darbefeuille, Bacqua et Deshays tombent malades. Delatouche, jeune médecin, qui avait voulu partager le poids du service de ses confrères, meurt : il s'est précipité de sa fenêtre au fort du délire...

Dans la ville et dans les hôpitaux temporaires, l'épidémie avait déjà moissonné cinq à six médecins... Larue était mort du *typhus* qu'il avait contracté aux *Saintes-Claires*... Comme au champ-d'honneur, d'autres ont pris la place de ceux qui avaient succombé. En vain l'effroi général les environne de toute part ; en vain l'expérience leur dit que le malade est un foyer d'infection, que son soufle est empoisonné ; en vain le *typhus,* rapide dans sa marche, a frappé des confrères généreux qui venaient lui arracher ses victimes..... Une moralité sévère impose silence à l'instinct de conservation, qui leur crie de fuir. La contagion ! les médecins ne la craignaient pas ; ils ne l'ont jamais crainte... Dans ces tristes temps où la *peste*, chaque année, exerçait ses ravages à Nantes, nous les avons vu se consacrer avec une abnégation et un zèle admirables à leur pénible et périlleux ministère ; nous les avons vu s'empresser autour des victimes abandonnées, devenues des objets d'horreur pour leurs semblables, et cruellement délaissées par les objets de leurs plus chères affections, consolant les malades, les arrachant à la mort du désespoir, multipliant les préservatifs, désinfectant les matières suspectes et isolant les victimes... En 93, c'est encore avec le même zèle et le même dévouement qu'ils ont rempli leur pénible et périlleuse mission !

XXVIII.

On conçoit sans peine que l'*Hôtel-Dieu* a dû être décimé par l'épidémie, lorsque l'on songe que tout y manquait, pour ainsi dire : « Le pain, le vin, la viande, les légumes, les médicaments, le savon, l'huile, tous les objets enfin nécessaires à la vie, à la propreté, à la guérison des maladies ;

Lorsque l'on songe que, par ordre formel, les convalescents, réduits au quart de ration pour toute nourriture, traînant leur misérable existence à travers le tourment de la faim, la lassitude du mal être, le découragement du désespoir, demeuraient constamment susceptibles de contracter toutes les maladies » (Laennec);

Lorsque l'on songe enfin que les nombreux blessés, dont les plaies suppurantes remplissaient l'air d'émanations délétères, venaient encore s'ajouter, avec l'encombrement, à toutes les causes locales d'insalubrité qui y exerçaient, depuis longtemps, leur maligne influence....

Et cependant, bien des améliorations hygiéniques avaient été apportées dans cet hôpital depuis 1791, alors qu'il n'était encore, comme nous l'a appris Laënnec, qu'une espèce de catacombe décorée du nom d'*Hôtel-Dieu*, contenant environ

150 à 160 lits de trois-pieds de largeur, et chargés chacun de deux malades ;

Alors que le quartier de la Magdeleine n'était qu'une sentine physique et morale, qui n'avait ni égouts, ni latrines, ni fosses de vidanges, où toute police dormait, d'où le vent de la prostitution apportait à l'hospice le souffle impur de la *rue des Mânis,* et les exhalaisons des amidoneries et des fumiers de la ville ;

Alors que deux cimetières, l'un dans la cour même, à l'entrée du pavillon de la chapelle, l'autre dans la prairie prolongeant la grosserie et la salle Saint-Charles, exhalaient tous deux leurs émanations cadavéreuses dans toutes les infirmeries, et qu'un ensevelissoir obscur ouvrait dans la salle Saint-René, sous l'œil et l'odorat des malades ;

Alors, enfin, que près de seize cents fiévreux périssaient en une seule année dans un hospice qui n'avait que cent soixante lits montés !...

De combien, le nombre des malades qui moururent du *typhus* de 93 à l'*Hôtel-Dieu,* n'aurait-il point été augmenté, si cet hôpital eût toujours été placé dans ces conditions si défavorables d'insalubrité !

L'*Hôtel-Dieu* n'avait encore présenté, jusqu'au mois de décembre 1793, que des maladies ordinaires ; mais dès que la guerre civile, avec ses horreurs, vint absorber toutes les pensées, comprimer tous les cœurs, répandre la consternation et la douleur dans toutes les familles ; dès que la difficulté des subsistances vint menacer Nantes d'une famine prochaine, qu'une monnaie de papier ne pouvait guère empêcher ou prévenir ; dès que la ville eut dans ses murs une armée composée d'hommes inaguerris aux fatigues du service militaire ; dès que l'on en vint au point d'incarcérer arbitrairement des citoyens paisibles ou non, et d'en encombrer des maisons construites primitivement pour une meilleure fin ; dès que, surtout, de nombreux prisonniers malades, épuisés par les fatigues de la guerre, les privations de tout genre, la mauvaise nourriture, le chagrin, vinrent encombrer les salles de l'Hôpital, alors, nous apprend encore Laënnec, l'épidémie y fit aussi de grands ravages. Les soldats qui avaient résisté aux armes de la Vendée succombent dans cet asile destiné à les secourir : l'air altéré qu'ils y respirent est plus funeste pour eux que le fer des ennemis !

Voici, sur ce *typhus* de *l'Hôtel-Dieu*, un récit simple comme l'homme qui l'a écrit, Hectot, que Nantes a compté au nombre de ses botanistes les plus distingués, et à la mémoire duquel mon confrère le docteur de Rostaing de Rivas vient de rendre un hommage bien mérité, dans une notice sur la vie et les travaux de ce savant horticulteur.

« A cette époque, dit Hectot dans une note qu'il a eu la bonté de me donner, les arrestations, les emprisonnements et plus encore les exécutions ont dû être en partie la cause première de l'invasion de la maladie ; car la crainte de la mort, que chacun avait sous les yeux ; la grande mortalité qui avait lieu tant à la guillotine que par les privations de vivres, les noyades, les fusillades, les mauvais traitements, agissaient sur le moral des malades et des détenus... Ce qui m'a prouvé plusieurs fois que ces motifs tourmentaient les malades, c'est que dans les accès de fièvre auxquels ils finissaient par être en proie, leur délire était la frayeur : ils voyaient la guillotine, on les noyait, on les fusillait.

» Les hôpitaux militaires s'organisaient à Nantes ; il y en avait partout ; tout était plein. L'*Hôtel-Dieu* était rempli de malheureux blessés et de détenus. Ce sont surtout ces derniers qui ont fourni les observations que j'ai faites.... Nous étions tellement encombrés qu'on avait pris le parti de faire conduire toutes les femmes à *Saint-Charles*, de manière à y former un petit hospice civil, dont l'*Hôtel-Dieu* fournissait tout ce qui était nécessaire pour son entretien. On y portait vivres et médicaments. On en faisait autant aux *Enfants-Trouvés*, ainsi qu'au *Sanitat*; en un mot, l'*Hôtel-Dieu* était central, et c'est sur ce point où tout était dirigé pour les trois autres... On doit bien penser qu'il y avait beaucoup d'occupation; les employés tombaient malades, les sœurs étaient arrêtées ; les infirmiers, les élèves, tous paraissaient frappés.

» Il en mourait tous les jours, et cependant, rien n'était négligé pour la propreté et la salubrité de l'hospice... Il est bien vrai qu'on avait peu de vivres et qu'ils n'étaient pas toujours choisis ; mais on se contentait de ce qu'on avait.

» Malgré la grande occupation que nous avions à la pharmacie de l'*Hôtel-Dieu*, il me vint un ordre pour aller faire des fumigations guytonniennes dans diverses maisons qui avaient reçu des détenus. Je ne citerai seulement que l'*Entrepôt*. Ce local était très-vaste. Je ne doute pas qu'il n'y avait contenu plusieurs centaines de prisonniers. Je le trouvai dans un tel état d'infection et de désordre qu'il est difficile de le peindre.

» Il y avait de la paille en quantité assez minime et coupée menue. C'était pourtant sur cette paille qu'étaient couchés les détenus... Les portes et les fenêtres étaient fermées ; des baquets en bois étaient placés çà et là et contenaient de l'urine et des matières fécales ; d'autres étaient au quart ou à moitié pleins d'eau, c'était celle que ces détenus buvaient ; quelques morts, placés de distance en distance, une femme entr'autres était accouchée sans être délivrée, puisque son enfant y était encore adhérent... L'enfant et la mère étaient d'une couleur violet-noirâtre. Les autres morts étaient déjà en putréfaction. L'odeur qui s'exhalait en général était de matière fécale et de putréfaction.

» Je plaçai mes fourneaux allumés avec du charbon sur lequel je mis des terrassons contenant du muriate de soude et de l'oxide de manganèse, dans lesquels je versai, en m'éloignant, de l'acide sulfurique.

» Je m'en retournai à l'*Hôtel-Dieu*; mais dès ce soir plusieurs infirmiers que j'avais amené avec moi tombèrent malades, et plus tard deux en moururent... Jusques là, tout allait comme à l'ordinaire. Mes aides en pharmacie furent malades; les docteurs Blin et Laënnec le furent aussi. Bacqua eût la maladie et s'en guérit, ainsi que M. Deshays, attaché à la chirurgie.

»Mon travail augmentait journellement et la maladie prenait de plus en plus de malignité. Beaucoup d'habitants des environs arrivaient à l'*Hôtel-Dieu* et succombaient.

» Enfin, je fus pris à mon tour. Un mal de tête me tracassa d'abord. Je pensai que le sang en était la cause; je fus saigné, il ne diminua pas. La saignée fut faite à midi et répétée le soir : le mal de tête continua toute la nuit, je ne dormis pas... Messieurs les médecins arrivèrent le matin pour leur visite. Je fis des efforts pour assister à celle que j'avais l'habitude de suivre; mais à peine fut-elle finie que je ne pus rester debout, il fallut me retirer dans ma chambre. Je refusai une troisième saignée qu'on voulait me faire et un vésicatoire qu'on proposait de me poser. Je n'avais pas encore perdu ma présence d'esprit, puisque je dictais de mon lit la manière de préparer plusieurs potions et médecines qu'on avait ordonnées aux malades le matin.

» Mon mal de tête était insupportable. Je préparai tout ce que je croyais avoir besoin pour passer la nuit, pensant qu'en raison du repos qué je croyais prendre, j'aurais été mieux le lendemain, d'autant que je n'avais rien mangé depuis deux jours... Je n'avais donc rien autre chose que mon indigne mal de tête, dont je croyais être débarrassé dans la nuit. Mais point du tout! Je me suis réveillé 22 jours après! Il me semblait que c'était la veille que je m'étais endormi. Je me rappelais tout ce que j'avais fait jusqu'au moment de me coucher. J'ouvris les yeux, j'appelai André, mon garçon de pharmacie. Il ne vint point, c'était une femme qui se présenta et qui me dit : *Monsieur, André va venir; je suis là pour vous garder; vous avez été bien malade ; il paraît que vous êtes mieux... Voulez-vous avoir quelque chose ?...* Je lui répondis que non, et je la priai d'aller chercher André...

» Je voulus me lever ; mais je tombai par terre. Aussitôt il arriva du monde pour me remettre au lit... Ma peau était devenue sèche et jaune ; j'avais la vue affaiblie ; j'étais devenu sourd ; tout mon corps était épilé, l'intérieur de ma bouche était devenu noir-brun et se dépouillait par lambeaux.

» Les réflexions se présentèrent à mon esprit. Je ne concevais rien à tout ce qui s'était passé ; c'est alors que je fis questions sur questions. Je trouvais très-extraordinaire tout ce que l'on me rapportait. Les jours qui suivirent furent plus tristes pour moi, je demandai une infinité d'individus les uns après les autres, et on ne me satisfaisait pas, de crainte de me faire de la peine..... Ils étaient morts pour la plupart, ou dans un état de maladie qui ne valait pas mieux ! »

CHAPITRE V.

Les détenus dans la maison du Bon-Pasteur. — Lettres du représentant Bo sur l'état des prisons. — L'épidémie exerce ses derniers ravages à l'Eperonnière et à la Marrière. — Influence de l'encombrement sur le développement du typhus. — Partout, comme à Nantes, cette cause produit les mêmes effets. — Conclusion.

XXIX.

Carrier n'était plus à Nantes. Il avait été remplacé par les représentants Bo et Bourbotte. Sur leurs ordres, les prisons sont assainies, et les malheureux qui les encombrent sont en grande partie élargis ; sur leurs ordres, de pauvres enfants de la Vendée, ces êtres innocents que Carrier regardait comme des *louveteaux qu'il fallait étouffer*, et qui étaient détenus dans les cachots de la République, en sortent pour être confiés aux familles patriotes qui veulent bien s'en charger.

La sollicitude de ces représentants est grande pour tout ce qui concerne la salubrité, et le 11 juin 1794, ils écrivaient la lettre suivante à l'agent national du district :

« On rapporte de toutes parts aux représentants du peu-
» ple que la maison du *Bon-Pasteur* contient un si grand
» nombre de détenus, que l'encombrement corrompt l'air et
» donne lieu à des maladies graves, qui doivent fixer l'at-
» tention des amis de l'humanité. Nous t'invitons, citoyen,
» à prendre les moyens les plus sages et les plus prompts
» pour prévenir le développement d'une épidémie qui pour-
» rait avoir les suites les plus dangereuses ; tu nous ins-

» truiras des mesures que tu prendras, et nous te seconde- » rons dans tout ce qui peut assurer et la tranquillité pu- » blique et la salubrité des maisons de correction. »

Bo, Bourbotte.

Ils avaient raison d'appeler l'attention de l'autorité sur cette maison du *Bon-Pasteur*, qui contenait des femmes enceintes, des nourrices, des mères de famille restées dans l'abandon. Ces pauvres et malheureuses détenues étaient au nombre de 800 dans une maison qui pouvait à peine contenir 200 personnes!

Entassées les unes sur les autres, et dans le plus grand dénûment, elles périssaient faute d'air et de soins.... Tel était l'encombrement de ces infortunées, que « les malades » avaient plutôt l'air d'être suffoquées que de mourir des » suites d'une maladie. » (*Rapport des commissaires,*)

Là aussi, dans l'état de disette où se trouvait Nantes, chaque détenue n'avait qu'une demi-livre de pain... Comment une mère, avec une si petite quantité d'aliment, aurait-elle pu donner une nourriture suffisante à l'enfant qu'elle allaitait?

Le 22 juin 1794, Bo adressait, au commandant temporaire de la place, les mêmes ordres relativement à l'*hygiène publique*.

Il lui disait:

« Il importe, citoyen, au salut des habitants de la com- » mune, et à la conservation des détenus dans les diverses » maisons d'arrêt, que l'air soit conservé dans toute sa pu- » reté. Je suis informé que la contagion existe dans plu- » sieurs prisons, et qu'elle enlève chaque jour un nombre » plus ou moins considérable d'individus.

» L'humanité, la justice, exigent qu'il soit pris de » promptes mesures pour renouveler l'air infecté et détruire » les causes qui produisent la contagion. Tu voudras bien,

» en conséquence, te rendre près de moi demain à cinq » heures du soir, pour concerter les moyens utiles pour » rendre à l'air toute la salubrité nécessaire. » Bo.

Pareilles lettres furent envoyées au médecin et au chirurgien en chef de l'armée, au conseil général de la commune, aux administrateurs du département et au district.

XXX.

Les maisons de l'*Eperonnière* et de la *Marrière* étaient devenues des prisons. Les influences d'encombrement, d'alimentation insuffisante et de malpropreté, qui avaient existé dans tous les lieux où l'on avait entassé des détenus ou des malades, s'étaient aussi fait sentir dans ces maisons. Le typhus y exerçait ses ravages.... Darbefeuille, au nom du comité de salubrité, est chargé de l'apprendre à l'autorité municipale. A la séance du conseil de la commune, il fait connaître « qu'il a trouvé une cinquantaine de femmes gravement atteintes, et demande qu'elles soient transférées dans la maison de *Saint-Charles*. Il représente qu'il est dangereux de les conduire à l'hospice de l'*Humanité* (Hôtel-Dieu), refuge des indigents de la cité de Nantes, parce que le caractère contagieux de la maladie occasionnerait de grands maux. »

La translation n'a point lieu, et quelques jours après, le 10 juillet, l'*Eperonnière* recevait encore des réfugiés malades et infirmes, des femmes enceintes... Ils entrèrent dans cette maison au nombre de 200, manquant de tout, plongés enfin dans le plus grand dénûment.

Ce surcroît de population, dans une maison qui contenait déjà trop de prisonniers, y augmenta l'intensité de l'épidémie... Vingt femmes bien portantes furent désignées pour avoir soin des malades, et la municipalité nomma pour les visiter le citoyen Baudin, chirurgien de Vallet, réfugié à Nantes depuis un an. Darbefeuille l'avait présenté au conseil de la commune comme « un père de six enfants et patriote prononcé de 1789, ruiné par les brigands. »

A l'*Eperonnière*, il succomba aussi beaucoup de monde. Ce fut là que le *typhus* exerça ses derniers ravages.

On a évalué à 10,000 le nombre de ceux qui moururent dans les prisons, dans les hôpitaux et dans la ville !

Un mot sur la contagion.

La maladie ne fut pas contagieuse en ce sens qu'elle aurait eu pour cause un *virus* spécifique susceptible d'être transmis à des individus par le contact des malades ou des objets contaminés ; mais elle se propagea par infection, c'est-à-dire par l'action des miasmes qui se dégageaient des malades, là surtout où se trouvaient un grand nombre de personnes atteintes du *typhus* dans un espace circonscrit et peu aéré.

Cette distinction est importante ; car détruire les foyers d'infection en faisant cesser l'agglomération des malades, en les disséminant dans des lieux bien aérés est, dans le *typhus*, comme dans les autres épidémies infectieuses, l'indication hygiénique à remplir pour arrêter la maladie... C'est pour le *typhus* surtout que les *cordons sanitaires*, qui ont été mis si souvent en usage pour circonscrire le mal dans une ville, ont une désastreuse influence sur la propagation et l'intensité de l'épidémie, en entassant, sur un seul point, des individus qui devraient être placés dans des conditions entièrement opposées. De l'*air* et de l'*espace*, voilà ce qu'il faut à ceux qui sont atteints du *typhus*, afin qu'ils ne deviennent point des foyers d'infection pour tous les autres malades placés dans la même salle, comme pour les personnes qui sont appelées à les soigner...

Nos réflexions sont bien affirmatives ; et cependant un certain nombre de médecins, depuis quelques années, semblent revenir aux idées de contagion pour le *typhus* et même pour le *choléra*..... Mais, pour la majeure partie de mes confrères, je dois le dire, le *choléra* n'est point contagieux. C'est un mal qui voyage, mais qui ne se transmet point par le contact... On ne songe heureusement plus à lui opposer ni *cordons sanitaires*, ni *lazarets*, ni *quarantaines*..... Allez donc opposer des barrières à une maladie qui fait parfois cent lieues dans un jour !

Si le *choléra* eût été contagieux en 1832, pense-t-on qu'il fût arrivé en droite ligne, subitement et sans intermédiaire, soit de Hambourg à Londres, soit de Londres à Paris ?..... S'il passe ainsi brusquement d'une capitale à l'autre, c'est que dans les grandes cités se trouvent agglomérées les circonstances propices aux épidémies : je veux dire la misère, indigence souvent accrue par les vices. C'est là, dans les grandes villes, qu'on voit l'imprévoyance punie par d'extrêmes privations, et la prodigalité de toutes choses, même de la vie, même de l'intelligence ; c'est là qu'on voit l'intempérance d'un jour, pour un seul, s'expier par une semaine de jeûnes et d'entier dénûment dans toute une maison.

On les a vus, en 1832, — ces rues étroites, obscures, mal aérées et populeuses, — ces quartiers habités par les pauvres, — ces allées humides et sombres, cloaques ouverts dans les faubourgs, où les malheureux qui s'y logent respirent à chaque minute un poison lent, comme les animaux qu'on plonge, dans certaines expériences, au milieu d'un gaz délétère, afin de voir combien de temps ils y conserveront la vie ;

On les a vues, — ces cours sales et malsaines, — ces chambres où la détresse a engendré le vice et la dégradation, où des femmes, des enfants couverts de haillons offrent le spectacle du plus affreux dénûment ; là se fixait le *choléra*... On le voyait au rez-de-chaussée, on le voyait sous les combles : il passait de l'un à l'autre lieu, souvent sans intermédiaire, absolument comme il était venu de Londres à Paris.... Frappe-t-il les autres villus, c'est aussi dans ces constructions resserrées du moyen-âge qu'il sévit avec le plus d'intensité; c'est dans ces maisons habitées par les ouvriers, où le père, la mère, les enfants, grands et petits, sont entassés dans une seule pièce, qui sert en même temps d'atelier, de cuisine et de chambre à coucher; c'est dans ces quartiers remplis de ces hôtels garnis où on loge à la nuit, réceptacles impurs des vices et de la misère..... Et si le *choléra* se montre dans les quartiers mieux bâtis, alors il semble y attaquer de préférence le concierge dans sa loge étroite, et le valet sous sa toiture abaissée...

Par prédilection, il attaquait les vieillards, les valétudinaires, ceux qui avaient rêvé et déjà mérité l'hôpital sans avoir eu le loisir ou la hardiesse de s'y rendre. Il choisissait avant tout les personnes faibles et timorées, celles à qui l'âge, à qui la crainte, des maux physiques ou la pénurie, ôtaient l'usage des bons aliments et de ces choses fortifiantes qui font taire l'appréhension du mal et préservent de ses atteintes..... Mais revenons au *typhus* de 93.

XXXI.

Nous avons vu Nantes, en proie à tous les fléaux, lutter, et contre l'ennemi qui combattait à ses portes, et contre l'épidémie qui se déclara sous l'influence des tristes conditions dans lesquelles elle était alors placée...

Que l'on se représente l'état des prisons, recevant chaque jour des familles en fuite, ou des paysans désarmés qui n'avaient pu suivre l'armée vendéenne;

Que l'on se figure des détenus manquant de tout, entassés dans des lieux infects;

Que l'on pense à la grande quantité de corps morts déposés dans les cimetières, dans des carrières, et à peine recouverts de terre, — aux animaux privés de la vie et qui étaient épars çà et là dans les rues, — aux malheureux qui gisaient sous l'instrument du supplice faute de bras et de charriots pour transporter leurs cadavres;

Que l'on se rappelle le genre de vie des habitants, leurs privations, l'effet si profond de toutes les affections pénibles depuis l'amertume des regrets jusqu'aux angoisses de la terreur;

Que l'on se reporte à la sombre inquiétude dont étaient frappées toutes les familles que leur position portait naturellement vers le parti modéré;

Que l'on se retrace cette situation d'une grande population intimidée par un proconsul qui dictait, le sabre à la main, des arrêts sanguinaires;

Que l'on songe, enfin, que l'encombrement était partout, et l'on comprendra facilement qu'une maladie grave devait inévitablement se déclarer.

Pouvait-on empêcher le développement du *typhus?* ai-je souvent entendu demander... Pour cela, il aurait fallu construire des hôpitaux et des prisons temporaires plus vastes et plus salubres que ceux qui existaient, ou bien multiplier ces établissements de telle sorte qu'ils n'eussent jamais été encombrés.

Il aurait fallu ne pas entasser un nombre considérable de détenus dans des lieux trop resserrés et où l'air n'était pas suffisamment renouvelé; ne point pousser, par exemple, des prisonniers dans des chambres jusqu'à ce qu'il n'eût plus été possible d'y en faire entrer; ne point mettre quatre-vingt Vendéens, comme on l'avait fait aux *Saintes-Claires*, dans une pièce qui n'avait que 12 pieds de largeur sur 24 de longueur.

Il aurait fallu savoir que, parmi les influences qui font naître les épidémies ou qui augmentent leur gravité, il n'en est point de plus maligne, dans ses effets, que l'agglomération d'un grand nombre de personnes dans un espace resserré; que c'est là la cause de la maladie désastreuse que l'on voit régner dans les prisons, les hôpitaux, les pensionnats, — le *typhus*, cette affection terrible, avec son cortége de putridité, avec sa désagrégation du sang, sa fétidité des excrétions, sa teinte noire et son ramollissement des tissus, ses escarres, et cette stupeur qui donne un aspect de mort aux traits du malade.....

Il aurait fallu savoir que s'il faut à l'homme sain un volume d'air déterminé pour entretenir la régularité de ses fonctions, à l'homme malade il faut un volume d'air plus considérable pour neutraliser les effets des exhalaisons qui sortent de son corps; que, s'il en est autrement, un miasme se forme alors, et donne lieu à des symptômes plus ou moins graves, depuis le mal de tête jusqu'au *typhus* le plus meurtrier, la plus grave des épidémies, mais la plus facile à prévenir; que ce miasme plus ou moins morbifique naît toutes les fois qu'un grand nombre d'individus se rassemblent dans un lieu étroit; qu'alors l'air qu'ils respirent s'épuise bientôt de gaz réparateur, et se charge d'émanations délétères produites par l'acte de la respiration.

Il aurait fallu savoir, enfin, que si l'air pur est le meilleur des remèdes, l'air vicié par les exhalaisons des malades est le plus mortel des poisons.

XXXII.

L'encombrement exerce sur le développement du *typhus* une influence si puissante qu'on peut le faire naître dans une salle d'hôpital, en y mettant plus de malades que l'appartement où ils sont renfermés ne l'exige. Dupuytren a vu, à plusieurs reprises, le *typhus* paraître et disparaître dans une salle pour 200 blessés, aussitôt que leur nombre était porté à 220, ou réduit proportionnellement à la capacité du local. Beaucoup d'autres médecins ont pu constater, par des observations analogues, la vérité et l'importance de ce fait... La cause du *typhus* est donc l'absorption d'un miasme plus ou moins délétère par les voies de la respiration, et qui, allant infecter le sang et par suite tout l'organisme, se forme toutes les fois que de grandes réunions d'hommes sont entassées dans des lieux étroits et où l'air n'est pas suffisamment renouvelé.... C'est ainsi que les places fortes pendant les siéges, les hôpitaux encombrés de malades, les prisons dans lesquelles un gouvernement sans raison comme sans humanité fait refluer un grand nombre de détenus, que l'on traite avec la plus grande rigueur, sont toujours décimés par le *typhus ;* c'est ainsi que, sur les pontons d'Angleterre, où les mesures d'une administration sans cœur comme sans pitié faisaient entasser nos infortunés compatriotes, avec une inhumanité dont les temps barbares offrent à peine des exemples, le *typhus* fit de cruels ravages.

Si quelques personnes avaient des doutes sur la grande influence que l'encombrement exerce à l'égard de l'irruption spontanée du *typhus*, nous leur rappellerions, avec le docteur Renauldin, que, durant toutes les guerres qui ont ensanglanté l'Europe depuis soixante ans, le *typhus* n'a jamais manqué de se manifester dans tous les lieux où les prisonniers étaient réunis. Ce funeste résultat a été observé en France, en Allemagne, en Italie, en Russie, en Angleterre, etc., et pour ne parler que d'un fait, nous citerons les trop infortunés prisonniers espagnols, moissonnés par le *typhus* dans toutes les villes où ils étaient détenus. On n'a point oublié les justes alarmes que le peuple et l'administration conçurent au sujet des épidémies auxquelles ces prisonniers avaient donné lieu dans plusieurs de nos provinces. On conserve encore le souvenir des maladies qui désolèrent les villes situées au bord du Rhin et dans les départements limitrophes, pendant les funestes campagnes de 1813 et de 1814; les villes de la Prusse, de la Pologne et de la Saxe, telles que Wilna, Dantzick, Kœnigsberg, Dresde, Leipsick, Torgau, etc., après nos désastres de 1812 et 1813... Toutes ces épidémies étaient le résultat de l'encombrement des militaires dans les villes et dans les hôpitaux ; et les médecins qui étaient à Wilna après la déplorable retraite de Moscou ; ceux qui sont restés dans les places fortes de la Saxe, où les troupes françaises s'étaient renfermées après la défection de Leipsick ; ceux qui ont vu Mayence après notre retraite au-delà du Rhin, en 1813, savent que, nulle part, les ravages causés par la *peste* ne furent plus désastreux que ceux qui résultèrent du *typhus*.

L'affreux commerce des noirs en offrait autrefois d'horribles exemples ; et tel bâtiment partait de la Côte-d'Afrique avec 7 à 800 nègres, qui n'en débarquait pas le quart dans les colonies... Pendant la révolution, les prêtres que l'on déportait à Cayenne, et qu'on entassait au fond des transports qui les conduisaient dans les déserts de Sinnamary, périssaient par trente et quarante par jour : on venait le matin ôter les morts de la cale, et ce n'est que par cette dépopulation que quelques individus pouvaient arriver vivants au lieu où un climat brûlant et malsain finissait par mettre fin à leurs souffrances.

Mais ce fléau, si l'on peut le faire naître, pour ainsi dire, à volonté, dans les hôpitaux, les camps, les prisons, les vaisseaux, en concentrant sur un petit espace un trop grand nombre d'individus sains ou malades, on peut aussi arrêter ses ravages, on peut le faire cesser en disséminant les malades, en détruisant, par une ventilation convenable et par les soins de propreté les mieux dirigés, les miasmes que les malades émettent et absorbent de toutes parts.... Nous en avons un exemple bien remarquable dans l'époque où nos armées vaincues se portaient vers Paris ; dans l'époque où, avec l'invasion étrangère, les fiévreux et les blessés affluaient dans la capitale. Le *typhus* se déclara, mais il fut comprimé : sa durée fut bornée, ses ravages restreints, et cela grâce aux mesures d'une administration éclairée et sensible... En 93, l'autorité municipale de Nantes, chargée de veiller à la salubrité publique, était sans doute animée des mêmes sentiments ; mais les circonstances graves au milieu desquelles se trouvait placée la ville l'absorbèrent presque entièrement et ne lui permirent pas d'apprécier toute l'influence de l'encombrement et des causes d'insalubrité qui existaient partout, et de songer à temps aux moyens qu'il fallait mettre en usage pour les neutraliser... Et puis, la municipalité, comme nous l'avons vu, n'était pas toujours maîtresse d'agir comme elle le voulait ; une autorité supérieure dominait toutes les administrations.

Les médecins intervinrent pour signaler les dangers ; ils disaient de disséminer les malades et les prisonniers dans un vaste espace, de les arracher des foyers d'infection en leur donnant, s'il le fallait, la liberté... Mais traités de suspects par les satellites du proconsul sanguinaire qui régnait en maître absolu, ils allaient bientôt rejoindre les malheureux qui périssaient dans les maisons de détention... et pourtant ils ne se décourageaient pas!... Ils répétaient, mais en vain, à l'autorité : Ces dortoirs où vous placez trop de lits; ces chambres où vous entassez tant de malades ; ces salles, dans lesquelles vous rassemblez et renfermez un si grand nombre de détenus, sont nuisibles à leur santé ; l'air qu'ils y respirent sera promptement vicié et rendu impropre aux besoins de la respiration : saturé d'acide carbonique, il sera pour eux un poison!

A l'*Hôtel-Dieu*, ils avaient dit aussi, qu'il était important de ne point accumuler trop de monde dans les salles ; que l'air ne tarderait pas à s'y altérer sans autre cause que l'encombrement ; qu'un poison dangereux se développerait rapidement au sein de ce foyer humain d'infection ; que les maladies aiguës s'aggraveraient et prendraient un caractère épidémique ; que les maladies chroniques y deviendraient incurables ; que les plaies simples se compliqueraient et que les plaies graves deviendraient mortelles... L'administration ne prenait aucune mesure, et ce n'est que lorsque le *typhus* se déclara que l'on eut recours à la science : c'était trop tard...

Si ces temps sont loin de nous ; si maintenant nous ne sommes plus témoins de ces épidémies typhoïdes graves qui ont moissonné tant de monde dans les prisons et dans les innombrables hôpitaux qui appartenaient à des armées aussi nombreuses que celles de la République, de Napoléon et de la coalition en 1813, l'encombrement qui existe encore parfois dans les hôpitaux, dans les prisons ; les tentes des soldats, à peine assez spacieuses pour répondre aux besoins de la respiration ; les dortoirs des collèges, des séminaires et des pensionnats, qui contiennent souvent plus de lits que le local ne le comporte, donnent souvent naissance au *typhus*, et l'on ne pense à la dissémination des individus que lorsque l'épidémie, par la dépopulation qu'elle opère, a déjà détruit en partie l'encombrement qui en était la cause.

XXXIII.

Pour les sociétés, comme pour les individus, les enseignements du passé sont donc le plus souvent perdus pour elles... Une épidémie vient à se déclarer ; la mort s'abat sur des familles entières, et, avec cette égalité qui n'est nulle part que chez elle, elle courbe sous son fatal niveau et le riche et le pauvre ; elle tranche les plus brillantes comme les plus humbles existences !... Les médecins sont appelés pour combattre le fléau ; mais leur science est alors bien bornée : elle guérit, il est vrai, quelques malades, mais tous ses efforts ne peuvent empêcher la maladie de parcourir ses cruelles périodes... La sollicitude de l'administration est grande quand l'épidémie est déclarée ; il n'est plus temps : c'est pendant la paix qu'il faut se préparer à la guerre ; c'est dans les temps calmes qu'il faut savoir prévoir le mal, pour l'empêcher de se produire. Que n'emploie-t-on les lumières du médecin dans un temps plus opportun, et que ne lui donne-t-on tous les moyens de prévenir le développement d'une épidémie par des mesures bien entendues prises longtemps à l'avance!... Lorsqu'il parlera de salubrité publique que l'on ne se montre point indifférent à de telles questions, et lorsqu'il signalera le mal qu'on ait le courage de le détruire.

Si les médecins, qui sont appelés par leurs études à exercer l'action la plus directe sur la société, ne font pas tout le bien dont ils sont susceptibles, ne les accusez donc pas : les coupables, comme on le voit, sont ceux qui, chargés des intérêts les plus chers des populations, méconnaissent trop souvent la haute mission des hommes qui se consacrent au soulagement de l'humanité !

FIN.

TABLE.

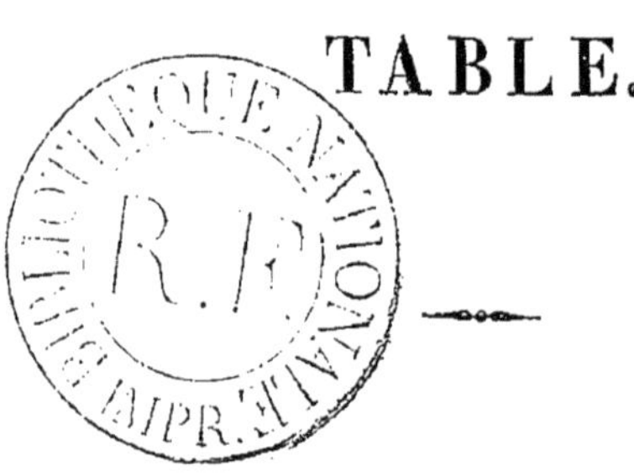

PREMIÈRE PARTIE.

DEUXIÈME PARTIE.

www.ingramcontent.com/pod-product-compliance
Ingram Content Group UK Ltd.
Pitfield, Milton Keynes, MK11 3LW, UK
UKHW020251250726
13967UKWH00004B/1616